Tous fous ou la psychiatrie 5.0

Nicolas Zdanowicz – Pierre Schepens

Tous fous ou la psychiatrie 5.0

PIXELS

academia
L'Harmattan

D/2015/4910/33 ISBN : 978-2-8061-0236-2

Grand'Place, 29

B-1348 Louvain-la-Neuve

www.editions-academia.be

Une introduction un peu provocante

Notre titre se veut un peu provocant ce qui nécessite une explication. Pourquoi provoquer – un peu – et que peut trouver le lecteur dans notre ouvrage ? Le « *Tous Fous* » fait d'abord référence à la multiplication exponentielle des diagnostics psychiatriques qui existe depuis 1950. À force d'élargir sans cesse le champ de la psychiatrie et le nombre d'entités cliniques, nous produisons de plus en plus de maladies et donc aussi de malades. Un jour aurons-nous tous notre diagnostic ? La psychiatrie se caractérise par rapport aux autres branches médicales notamment par son changement régulier de système de classification (ce système porte le nom rébarbatif de DSM (*Manuel de diagnostic et de Statistique*)). Entre 1980 et 2013, elle a, outre augmenté le nombre de maladies, revisité sa façon de les organiser cinq fois. Aucune autre branche de la médecine n'a une classification aussi périssable. Le dernier système de classification a été publié en 2013 et s'appelle DSM 5.0 prévoyant ainsi déjà les versions 5.1, 5.2... Notre titre fait également référence au *Livre noir de la psychanalyse* paru en 2010[1] qui, comme énormément d'autres livres avant lui, voulait détruire la psychanalyse. Depuis qu'elle est née, la psychanalyse fait polémique. Elle l'a fait en se mettant à la limite de nos valeurs socioculturelles pour pouvoir critiquer leurs influences sur notre psychisme. Avec le temps, la psychanalyse a rencontré un tel succès qu'elle s'est imposée dans notre société et est devenue elle-même une de ses valeurs. Ceci a eu deux conséquences : d'une part, en perdant son extériorité elle a perdu de sa pertinence et, d'autre

1 MEYER C., *Le Livre noir de la psychanalyse*, Paris, Les Arènes, 2010.

part, elle s'est beaucoup plus exposée aux critiques. Heureusement la psychanalyse n'en est pas morte et nous lui souhaitons encore une longue vie. Nous espérons qu'elle a entendu la leçon d'humilité et qu'elle n'en sera que plus pertinente. Elle est pour nous le corpus théorique le plus intelligent que l'être humain ait produit sur la façon dont la psyché fonctionne et en particulier dont les pensées s'enchaînent. À l'inverse du *Livre noir de la psychanalyse*, nous ne voulons pas détruire la psychiatrie, cela serait d'ailleurs « cracher dans la soupe » en tant que psychiatres. Par contre, nous pensons que, comme la psychanalyse, la psychiatrie se sent aujourd'hui tellement toute puissante qu'elle en est devenue arrogante et incapable de remise en question depuis qu'elle a, comme jadis sa sœur ennemie, envahi des pans entiers de la société non sans rendre malade au passage. Nous souhaitons secouer la psychiatrie comme on le faisait avec les fous dès la renaissance pour qu'ils reprennent leurs esprits. C'est la théorie du « choc » salutaire. Nous aimerions que la psychiatrie s'interroge sur elle-même, sur la façon dont elle se pense et dont elle se pratique. Comme le public devrait le savoir et les psychiatres se le rappeler, la psychiatrie n'est pas plus une science que la psychanalyse, elle a aussi à rester humble.

Comment la psychiatrie en est-elle arrivée là ? Comme nous le verrons au deuxième chapitre (*Petite histoire de la folie*), de tout temps l'être humain s'est demandé s'il y avait un message à comprendre dans les mots des fous ou si ces mots n'étaient qu'inepties. Questionnement purement duel, c'est l'un ou l'autre et si l'autre est dérangeant (pauvres, juifs, femmes, adolescents, contestataires...) c'est donc insensé. Même aujourd'hui nous éprouvons des difficultés à tenir des raisonnements plus complexes qu'une simple linéarité ; une cause provoque un effet. Imaginer que la biologie et la pensée s'influencent réciproquement l'une l'autre et que neuf fois sur dix il est vain de savoir qui est à l'origine de l'autre est difficile. Si depuis l'Antiquité, considérer qu'une affection somatique peut modifier les pensées est admis, il est plus ardu d'admettre que le contenu des pensées peut créer des dysfonctionnements biologiques et encore plus que les deux sont concomitants et agissent avec le même pouvoir. L'être humain cherche, pour son psychisme, lequel des pieds de la table fait qu'elle tient droit, qui est le premier l'œuf ou la poule, le neurone ou la pensée ? En fonction des époques, le tout à la force de la pensée ou le tout à la force de la biologie s'impose. Entre 1950 et 1970, la psychiatrie croit plus en la force de la pensée. En 1980, à la suite d'une série de déconvenues, la psychiatrie tente une nouvelle approche : ne plus croire en rien. Dans le troisième chapitre, nous verrons les conséquences de cette attitude. Depuis cette époque, la psychiatrie annonce dès les pages de garde de ses deux manuels de référence mondiale (le DSM III de l'Association Américaine de Psychiatrie[2] et l'ICD 9 de l'Organisation Mondiale de la Santé[3]) « faute de ne pouvoir donner une définition de la maladie mentale nous ne parlerons dans ce manuel que de troubles mentaux ». Une science qui se dit a-théorique et qui refuse de donner une définition de son objet d'étude – la maladie mentale – est, convenons-en, une bien drôle de science. Cette nouvelle science a-théorique rejette en moins d'un an toutes les théories psychodynamiques (psychanalyse, thérapies familiales et systémiques...) qui formaient le squelette de son ancien manuel le DSM II[4]. Elle décide qu'il faut tout recommencer pour ne plus croire qu'en des essais d'objectivations d'actions biologiques et principalement pharmacologiques. Cette nouvelle psychiatrie a-théorique va donc aussi rapidement s'appeler psychiatrie biologique. Faute de squelette théorique, d'idées nosognosiques (idées permettant de classer les maladies) et au fil des éditions du DSM, les troubles psychiatriques se multiplient donc sans plus aucune limite. Depuis les cent cinquante diagnostics du DSM II, on en compte plus de 500

---

2 DSM III, *Manuel diagnostique et statistique des troubles mentaux*, 3e éd. Washington, APA press, 1980.

3 Organisation Mondiale de la Santé, *9e manuel de la classification internationale des maladies, traumatismes et décès*, révisé, Genève, OMS, 1998.

4 DSM II, *Manuel diagnostique et statistique des troubles mentaux*, 2e éd. Washington, APA press, 1968.

en 2013 dans le DSM 5[5]. Il est probable qu'avec l'arrivée du DSM 6 tout le monde aura droit à son petit diagnostic à lui... et, bien sûr, au traitement médicamenteux adapté (chapitre 4). Pourtant, même si le big business de l'industrie pharmaceutique croît, il est piquant de constater que, pour ces centaines de diagnostics, la psychiatrie n'a toujours pas plus que les quatre classes de médicaments des années 1960 : antipsychotiques, antidépresseurs, tranquillisants et régulateurs de l'humeur.

Dans le cinquième chapitre, nous verrons que ces « nouveaux » troubles mentaux ont un succès fou. Chaque psychiatre un peu futé peut créer, avec un échantillon suffisant de patients présentant tous les mêmes traits, un nouveau « trouble », publier et être célèbre. Chacun de ces troubles peut maintenant avoir son journal scientifique (schizophrenia bulletin, journal of affective disorders...). En prenant un des médicaments du marché et en choisissant bien l'échelle psychotechnique, on prouve une efficacité partielle qui permet qu'une nouvelle indication de prescription voie le jour. Les nouvelles classes diagnostiques sont, de plus faciles d'utilisation. Plutôt que de laborieux entretiens avec un spécialiste qui doit prendre la mesure de la façon dont son patient pense, les symptômes sont maintenant objectifs et repris sous forme de listes à cocher. Il suffit que les croix soient en nombre suffisant pour poser le diagnostic. À quand un diagnostic en ligne ? Le nombre de patients potentiels explose : « addicts » à toutes substances ou comportements addictifs, dépressifs, bipolaires, hyperkinétiques, anxieux, borderline et schizophrènes. À tous ces nouveaux patients, la psychiatre, qui ne doute pas de son efficacité, assure, dans des déclarations médiatiques triomphantes, un imminent succès sur leur souffrance enfin dûment diagnostiquée.

Dans la conclusion, nous défendons l'idée que nous ne devons pas jeter la psychiatrie « moderne » à la poubelle. Elle peut être très efficace, elle l'a montré et a permis des progrès incontestables dans les soins.

---

5 DSM 5, *Manuel diagnostique et statistique des troubles mentaux*, 5e éd. Washington, APA press, 2013. Pour l'édition française, Paris, Masson, 2015.

Mais nous pensons qu'elle doit apprendre, comme la psychanalyse, l'humilité, l'autocritique et reprendre une juste place dans la société. Elle se doit, comme science, de renoncer à un positionnement hégémonique du savoir et s'ouvrir aux autres disciplines de la santé mentale sans vouloir les pervertir à son profit. Kandel, prix Nobel de médecine en 2000 pour ses travaux sur la mémoire[6], a travaillé, comme quelques autres chercheurs, à la frontière des champs biologique et psychodynamique. Il a montré que grâce au phénomène de plasticité neuronale, la psychothérapie modifie le bagage génétique – la biologie. Dans ces types de recherche, il y a la possibilité d'une sortie des schismes historiques, une sorte de proposition de mariage au bénéfice de la connaissance, de la société et des patients. Malheureusement si ces études font un buzz impressionnant par leur originalité, la vitesse avec laquelle elles retombent dans l'oubli est tout aussi impressionnante. Peut-être dérangent-elles les géants qui dorment sur leurs acquis... Voilà pourquoi nous devons provoquer – un peu.

6 KANDEL E., *À la recherche de la mémoire*, Paris, Odile Jacob, 2007.

Première partie

La psychiatrie, ses diagnostics et ses traitements

Chapitre 1 : Petite histoire de la folie

Maladie mentale – Naissance d'un concept

Le terme de folie est antérieur au langage scientifique et la psychiatrie ne l'a jamais formellement utilisé. Ce constat est révélateur de l'échec de toute tentative d'assimilation de la folie à une simple maladie. Même conçue comme une « maladie », la folie s'est montrée indomptable aussi, en 1950, elle a été transformée en « trouble » mental. Comme si cette distance supplémentaire allait assurer plus de succès. Pourtant, au XXIe siècle, indépendamment des déclarations de victoire de la médecine, nous sommes toujours incapables d'expliquer le rapport entre le « troublé » et la personne normale. Pourtant la folie fait partie de l'histoire de l'humanité[1]. Depuis les origines, l'homme peine face aux questions existentielles : solitude et sens de la vie. Si la présence des autres est rassurante, elle ne permet pas de répondre à ses questions. Pour remplir ce gouffre, l'homme a inventé Dieu. Fini les « autres » comme lui, voici un Autre surpuissant, un grand Autre, quelqu'un qui connaît les réponses. La solitude et le défaut de sens sont les failles dans lesquelles naissent non seulement Dieu mais également la folie[2]. Dans l'Ancien Testament, Dieu donne la santé, la maladie et la folie : « C'est moi qui fais mourir et qui fais vivre, quand j'ai frappé, c'est moi qui rends la santé », « Yahvé te frappera de délire, d'aveuglement et d'égarement des sens » (Deutéronome 28). Dès la période hellénistique, un autre

1 *Encyclopédie Universalis*, Universalis-edu.com, 2014.
2 ZDANOWICZ Nicolas, *Pulsion(s), art et déraison*, Bruxelles, Renaissance du livre, 2012.

système de pensée coexiste[3]. Pythagore refuse de voir dans les troubles mentaux des manifestations surnaturelles ou religieuses : « Les maladies ont une cause naturelle et non surnaturelle, cause que l'on peut étudier et comprendre ». « L'épilepsie n'est ni sacrée, ni divine… ». Pour Hippocrate, la santé repose sur l'équilibre de quatre humeurs : le sang, la flegme ou pituite, la bile jaune et la bile noire. Hippocrate pense qu'il faut retrouver l'équilibre des humeurs par des saignées, des purgations, des régimes mais il sait aussi l'importance de la relation médecin-malade. Platon voit dans les conflits entre les appétits inférieurs et les fonctions organisatrices supérieures une cause au déchirement de l'âme. Aristote en employant « l'observation introspective » décrit les composantes de la conscience : sensation, connotation et affect.

À Rome, l'influence grandissante du christianisme, avec ses explications religieuses, se heurte à l'héritage hellénistique. Vers 312, après que Constantin ait fait du christianisme la religion d'état, Saint-Augustin unit folie et christianisme dans un bain de culpabilité. Né d'une mère chrétienne (sainte Monique) et d'un père voluptueux, il est déchiré entre son amour de Dieu et ses passions charnelles…

Dès la fin de l'Antiquité, les trois causalités – surnaturelles, organiques, psychologiques – sont présentes. Le rapport de force entre ces trois causes évolue au fil du temps et est ce qui détermine la manière dont chaque époque traite ses malades. C'est la possibilité d'accepter d'entendre les différences ou de les taxer de folies : des pauvres, des sans-abri, des adolescents, des femmes, des étrangers… C'est ce qui définit le malade, la maladie et les liens qui les unissent : « Les hommes sont si nécessairement fous, que ce serait être fou par un autre tour de folie, de n'être pas fou » (Pascal B., 1670). Ce qui est en jeu, c'est depuis toujours de savoir s'il y a quelque chose à entendre dans les symptômes des malades : une vérité d'eux, sur eux, malgré eux, ou s'il s'agit simplement d'une condition somatique « bête » à laquelle il n'y a rien à entendre, si ce n'est la souffrance due à la maladie elle-même[4].

---

3 QUETEL Claude, *Histoire de la folie de l'Antiquité à nos jours*, Paris, Texto, 2012.

4 BONNAFÉ Lucien, *Désaliéner : folie(s) et société(s)*, Toulouse, Presses universitaires du Mirail, 1992.

Le Moyen Âge – Dieu contre les femmes

Au début du Moyen Âge, l'Église est présente dans tous les domaines de la vie. L'homme est celui qui marche dans la lumière du Christ, il croit et prie. L'église, au centre du village, indique non seulement le centre de gravité mais règle, au son de la cloche, les rythmes de la vie quotidienne. Si la folie est possession, elle est parfois divine. C'est elle qui permet à David de composer ses « Psaumes ». De nombreux textes exaltent la joie de l'Idiot, qui chante faux mais dont la voix célèbre la gloire de Dieu. Il est l'« innocent », le pauvre d'esprit auquel le Christ a promis le Royaume des Cieux. Même les papes se sont fait appeler « Innocent ». Le fou a une place dans les rangs du pouvoir. Chaque seigneur en accueille un à sa cour. Le fou utilise sa folie comme satire morale, raillerie de la puissance. Aux divers visages de la folie, divers traitements. Vers 1400, l'école de médecine de Salerne s'écarte des étiologies surnaturelles : des abcès des ventricules cérébraux peuvent être la cause de la maladie. Des saignées, des médecines et des régimes peuvent guérir. À côté de ces traitements médicaux, des techniques « psychologiques » peuvent être utiles telles des chocs inopinés, dans une thérapie douce, faite de paroles prodiguées dans un environnement agréable. Hurler à l'improviste ou plonger la tête du divaguant dans un poumon de vache récemment tuée favorise le retour à la normalité par l'effroi. Pour ceux qui sont en proie à des démons, les techniques mixtes, médico-religieuses, voire purement religieuses s'imposent. L'enfermement est, au début du Moyen Âge, rare. L'immense majorité des malades restent dans leurs villages, où on les connaît et où l'on en a moins peur. Au fur et à mesure que l'Apocalypse se profile, le climat dégénère. La France entre dans une période de crise. La guerre avec l'Angleterre ruine le pays. La famine et le manque d'hygiène amènent la peste. Le pouvoir de l'Église est déstabilisé par la Réforme. La monarchie est mise en péril par la folie de Charles VI. L'Église et les nobles cherchent des coupables… Pour rétablir l'ordre il faut combattre l'infamie et l'incroyance. La misère du peuple a une explication ; c'est un châtiment divin. L'Inquisition est créée en 1199 par Innocent III. Le nombre de malades mentaux tenus enchaînés augmente[5]. La démonologie et l'exorcisme se développent « Le fou est celui qui dit en son cœur que Dieu n'existe pas ». À partir du XIIe siècle, les infidèles, les jeunes athées et les juifs sont des fous en puissance. La folie comme la lèpre est contagieuse ; le péché d'un membre de la famille peut contaminer. Pour saint Thomas d'Aquin « le diable peut arrêter l'usage de la raison en troublant l'imagination et l'appétit sensible, comme cela se voit chez les possédés ». Si les hommes comme les femmes peuvent être possédés par Satan, les femmes le sont plus facilement. Les succubes pervertissent le mâle. L'inquisition se fie au *Malleus* (1487), de Kramer et Spencer pour départager possession et maladie : « Quand on ne peut trouver aucun remède à une maladie, c'est que cette maladie est causée par le diable ». « Toute maladie inconnue et incompréhensible est digne de sorcellerie et toute sorcellerie vient des désirs charnels qui sont insatiables chez les femmes ». Des bûchers s'allument dans toute l'Europe. Pour les riches, les « traitements » peuvent être plus légers. Pour les ramener à la lumière divine, il y a le couvent et pour éviter la contagion l'exil, hors des villes, dans les léproseries.

La Renaissance – Mowgli, l'enfant loup

La vie comme la folie est une comédie dramatique. À la Renaissance, le drame c'est *La Nef des fous* de Sébastien Brant et de Jérôme Bosch. La nef des pauvres, des errants, des « sans boussole », exclus, transporteurs de fléaux. Dans la nef, c'est l'humanité tout entière, qui va vers un naufrage. La folie est désordre et mort. Face à ce drame, la philosophie commence à faire des infidélités à l'Église. Elle enseigne que l'homme, avant d'être un bon chrétien, est un être de chair, de passion et d'intelligence. Rabelais met en scène les passions charnelles. Montaigne décrit les sentiments et les caractères. Il considère que la folie n'est pas éloignée de la normalité : « Il n'y a qu'un demi-tour de cheville pour passer des plus excellentes manies aux plus détraquées » (*Essais* 1580). La Fontaine reconnaît cette part de folie inhérente à

5 FOUCAULT Michel, *Histoire de la folie à l'âge classique*, Paris, Gallimard, 1972.

la nature humaine qui se cache en tout un chacun : « On voit courir après l'ombre tant de fous qu'on n'en sait la plupart du temps le nombre ». Si le drame est *La Nef des fous*, l'*Éloge de la folie* d'Érasme est la comédie. Érasme réhabilite la folie : « Si tous les hommes sont fous, un seul homme sensé ne pourrait être qu'un Fou véritable ». La folie ne conduit pas l'humanité à un naufrage, elle peut la délivrer d'une sagesse excessive et du respect rigide des lois. La déraison peut être salutaire et équilibrante « Un sage sans passion, sourd à la voix de la nature, ne serait plus un homme... C'est une grande sagesse que de savoir être fou à propos ». Érasme décrit le monde vu à travers les yeux de la folie : « La folie est une sagesse et celui qui la possède ne peut que mieux voir... ». L'homme dépasse l'animal par son esprit. Inversement, le fou c'est l'animalité et la bestialité. La folie est une ruse de la nature qui n'est nuisible que passées certaines limites. Il faut être fou pour aimer, mais cette folie maintient l'espèce. Il faut être fou pour chercher à acquérir des biens sans fin, mais cette avidité insensée crée des richesses, indispensables au développement de tous. La folie est chez tous mais ne devient perceptible que chez ceux où elle prend forme d'extravagance et de fureur. On ne peut pas reconnaître la folie, mais on peut reconnaître le fou ; c'est celui qui ne peut maîtriser ses pulsions bestiales. L'adolescent sauvage en est le prototype, comme dans *Mowgli* ou comme *Victor, l'enfant sauvage* raconté par François Truffaut[6]. Par rapport au Moyen Âge, le fou est innocenté du péché mais il est maintenant de sa responsabilité de dépasser sa condition de bête. La distance qui existe entre l'homme et sa folie s'est raccourcie. C'est la distance entre notre humanité et notre animalité. Si l'homme ne peut ou ne veut guérir, ce sont les chaînes et l'isolement... comme pour les bêtes sauvages. Les fous peuvent être enfermés, non au titre de malades, mais comme asociaux, avec les voleurs, les vagabonds et les contestataires. L'Europe se couvre d'établissements d'internement qui relèvent d'un statut indistinct et non médical et dans lesquels la justice et l'Église répriment et assistent. Le bon pauvre accepte d'entrer dans ces maisons. Le mauvais pauvre le refuse et, par conséquent, le

6 TRUFFAUT François, *L'Enfant sauvage*, Les films du Carrosse, 1970.

mérite. Après avoir été, au Moyen Âge, un objet à faire disparaître dans le bûcher, le fou acquiert dans ces établissements une visibilité. On peut le toucher, l'interroger, voire tenter de le guérir.

Le Siècle des lumières – On n'est jamais où l'on pense

Le *Contrat Social* de Rousseau (1762), *L'Esprit des Lois* de Montesquieu (1748), la révolution et la déclaration des droits de l'homme permettent à Descartes de poser son *« je pense donc je suis »*. Avec cette phrase, ce n'est plus ni Dieu qui assure à l'homme qu'il existe ni l'animalité vaincue mais la pensée elle-même. Si ce qui m'assure d'être est le fait de penser, de raisonner, alors la folie est déraison, inversion et perversion du sens. Descartes exclut la folie de l'ordre de la raison : « Le fou ne peut penser et la pensée ne peut être folle ». Le fou n'a rien à apprendre à celui qui pense, sauf de le mettre en garde contre les difficultés qui hérissent le chemin vers la pensée vraie. *L'Encyclopédie* est plus nuancée, aussi peut-on lire dans le répertoire universel et raisonné de jurisprudence (1814) : « S'écarter de la raison, sans le savoir, parce qu'on est privé d'idées, c'est être imbécile. S'écarter de la raison, le sachant, parce qu'on est esclave d'une passion violente, c'est être fragile. Mais s'en écarter avec confiance et avec la persuasion qu'on la suit, voilà ce qu'on appelle être fou ». Elle s'appuie sur la dialectique des passions pour expliquer la folie : « Les passions vont jusqu'à ôter tout usage de la liberté, état où l'âme est en quelque manière rendue passive... Quand cette inclination est mise en jeu aussitôt l'âme la croit par là même digne de toute son attention, alors elle est dans le cas d'un homme accablé d'une maladie aigue : il n'a pas la liberté de penser à autre chose qu'à ce qui a du rapport à son mal. C'est ainsi que les passions sont les maladies de l'âme ». Ces avancées permettent de distinguer le malade du criminel. Le fou ne peut plus être enfermé sans autre but que le seul enfermement et ce d'autant que la justice reconnaît au malade d'être un sujet de droit. Un sujet de droit certes, mais un sujet dont le droit ne peut être revendiqué et défendu par lui-même. La médecine est non seulement chargée de déterminer la responsabilité de l'individu et déclencher le décret d'internement mais aussi de soigner dans l'asile[7]. Le malade doit y avoir la plus grande liberté possible afin à la fois d'exprimer sa maladie mais aussi de se cogner à la réalité des murs et des règles de ce microcosme social. L'asile n'est pas seulement l'endroit où le malade trouve refuge, c'est aussi l'endroit par lequel la société se protège de la déraison-perversion du sens. Sade, d'abord embastillé parce que bestial, mérite maintenant un traitement de peur que ses idées perverses ne contaminent la société. Le travail du médecin à l'asile est avant tout un « traitement moral »[8]: « Le traitement consiste dans l'art de subjuguer et de dompter l'aliéné en le mettant dans l'étroite dépendance d'un homme (le médecin) qui, par ses qualités physiques et morales et l'application de principes thérapeutiques philanthropiques, soit propre à exercer sur lui une emprise irrésistible et à changer la chaîne de ses idées ». La vertu, comme la raison est inaliénable et est le traitement de la folie quitte à devoir l'imposer par la contrainte, la peur et les punitions. Le malade délivré de ses chaînes et de ses barreaux est enchaîné à un jugement moral. L'étiologie des maladies trouve ses origines dans le « bas-ventre ». Ce sont les « vapeurs » qui, en remontant par sympathie, induisent les maladies des nerfs. La vie sédentaire, l'oisiveté, la constipation, les abus alimentaires, la masturbation, tout ce qui engorge les viscères est à l'origine des vapeurs. Suivant l'exemple de la botanique, les maladies sont rangées en espèces, classes, genres. Boissier de Sauvages, dans *Nosologica Methodica* (1763) décrit 2000 maladies réparties en dix classes, la huitième est celle des folies ou « maladies qui troublent la raison ». La représentation du fonctionnement psychique se constitue à ce moment sur quatre éléments[9]. Dans la tête il y a – 1/ les passions que l'homme doit dompter par – 2/ la raison. Pour que cette machine fonctionne, comme pour les premières machines à vapeur, il

7 GAUCHET Marcel, SWAIN Gladys, *La pratique de l'esprit humain. L'institution asilaire et la révolution démocratique*, Paris, Gallimard, 1980.

8 THULLIER Jean, *La folie, histoire et dictionnaire*, Paris, Robert Lafont, 1999.

9 ZDANOWICZ Nicolas, « Le symptôme psychiatrique - une utilité ? », *Psy for Bi*, 1990 ; 30 : 12-14.

faut une énergie : c'est le souffle de la vie et sa qualité : – 3/ la thymie. Enfin, à l'interface entre la tête et le monde il y a – 4/ le moi.

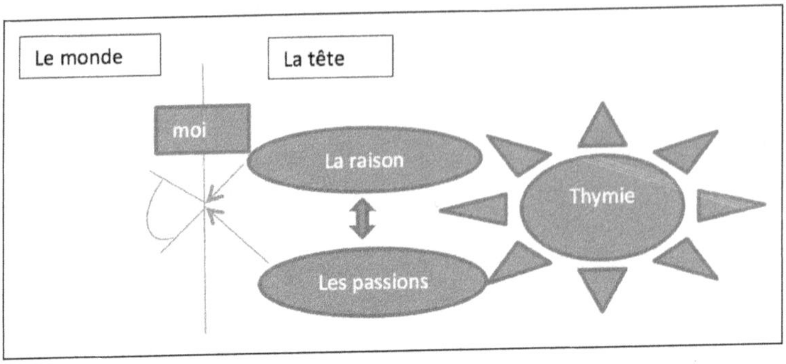

Ces quatre éléments du Siècle des lumières sont les catégories de base encore à l'œuvre aujourd'hui dans notre DSM 5 comme si nous n'avions rien pu inventer de mieux… :

- Les passions donnent les troubles de la personnalité
- La raison donne les retards mentaux
- La thymie donne les troubles de l'humeur
- Le moi donne les troubles schizophréniques

Si l'asile met la maladie et la raison dans un espace commun, il établit aussi entre elles une distance redoutable, Descartes ne pense-t-il pas qu'il n'y a aucun rapport entre eux ? Pourtant pour Pinel[10], l'homme qui a délivré les malades de leurs chaînes pour les amener à l'asile, « l'un des préjugés des plus funestes à l'humanité (…) de regarder le mal des aliénés comme incurable et de le rapporter à une lésion organique dans le cerveau. Il existe une distance entre le fou et sa folie qui le préserve et par lequel il peut être soigné ». Ce point de vue est vite oublié surtout face aux patients qui refusent de guérir ; les adolescents contestant l'ordre moral et les femmes perverses. À la suite de Pinel, son élève Esquirol décrit la monomanie, caractéristique des jeunes et des femmes qui

10 MOREL Pierre, *Dictionnaire biographique de la psychiatrie*, Le Plessis-Robinson, Les Empêcheurs de Penser en Rond, 1996.

« doués d'une imagination exaltée, par vanité, par orgueil, par ambition s'abandonnent à des projets exagérés, à des prétentions outrées ». Broussais juge les fous comme des « garnements de 14-15 ans souffrant d'un développement imparfait de l'encéphale ». Bayle, en décrivant pour la première fois la paralysie générale syphilitique, laisse entendre que ce n'est pas le médecin qui ne peut ramener ces garnements à la raison mais le malade lui-même. L'hystérie et la monomanie deviennent de mauvaises maladies sans lésions organiques ; « Les hystériques sont des versatiles à l'esprit de contradictions systématiques, mensongères, impulsives... » Ce que ces fils de Descartes n'ont pas vu et qui est l'avancée de Freud, c'est que l'homme n'est jamais où il pense. Si l'homme pense, il pense toujours au futur antérieur. Ce que « j'aurai été ». La pensée de l'homme est moins dans sa réalité contraignante ici et maintenant que dans l'avenir de son désir.

Le petit XXe – De l'hystérie à la schizophrénie

L'hystérie a disparu, elle n'est plus dans le DSM et ce, dès sa troisième version en 1980. Les attaques se sont succédé au cours du XXe siècle pour la faire disparaître même si certains l'ont défendue comme Charcot avec sa clinique de la passion et du féminin. Durant la grande guerre, Babinski, médecin des armées, observe les jeunes hommes qui refusent d'aller aux tranchées et propose le terme de pithiatisme (guérissable par la persuasion) en lieu et place d'hystérie. En 1920, avec Dupré, les adolescents et les hystériques se transforment en mythomanes : « Les éléments pathologiques qui, chez l'enfant et l'adolescent s'associent à la mythomanie (...) sont la vanité, la malignité et la lubricité... »

En même temps que cette destinée tragique de l'hystérie, la schizophrénie, pilier de la future psychiatrie biologique, naît[11]. Le mouvement commence à la fin du XIXe siècle, époque où Khalbaum suppose à l'origine de la paranoïa, la catatonie et l'hébéphrénie (la

11 VAN MEERBEECK Philippe, *Les années folles de l'adolescence*, Bruxelles, De Boeck-Wesmael, 1988.

folie du jeune), un processus commun : « Des individus intelligents, connaissant des développements intellectuels souvent brillants, sombrent soudainement dans une imbécillité grave et inexplicable et cela durant l'adolescence ». Kraepelin développe le concept et renomme l'hébéphrénie « démence précoce » dont « nous savons seulement que l'époque de la puberté est propice à son développement ainsi que les fonctions de reproduction chez la femme et le séjour dans les prisons ». Kraepelin et Jaspers pensent que les maladies mentales doivent être distinguées en deux grandes catégories. D'une part, les « vraies maladies » identifiables par un devenir commun, ces maladies sont indépendantes de tout contexte et il n'y a donc rien à comprendre à ce que dit le malade. D'autre part, les affections psychologiques qui ne sont pas vraiment des maladies. Kraepelin dit, à propos des jeunes déments précoces, qu'ils présentent une « répétition incessante d'injures stupides (adressées au psychiatre) et non motivées, ineptes et incompréhensibles » où il n'y a rien à comprendre.

À l'époque, un autre concept en développement est celui de la dissociation. Ce concept est d'abord décrit chez les hystériques par Seglas pour expliquer le développement de personnalités secondaires puis il est repris par Janet pour évoquer la dissociation des idées. Freud s'en sert pour décrire la division conscient-inconscient. En Allemagne, Bleuler s'empare du concept pour rénover la démence précoce et la renommer « schizophrénie », maladie affectant le sujet jeune dissocié. Mais, c'est finalement Jaspers qui fournit le critère fondamental de la schizophrénie, son « caractère incompréhensible ». Le paradoxe est qu'il le fait par la négative, « Chez l'hystérique, on peut comprendre le lien entre les expériences psychiques et les contrastes étranges d'abondance ou de froideur ». Pour l'hystérique, il faut une certaine quantité d'expériences psychiques « traumatisantes ». C'est une maladie dimensionnelle. Chez les schizophrènes, c'est faux dit-il et c'est là une raison d'évoquer un substrat organique pour une vraie maladie. Kurt Schneider, quant à lui, divise les symptômes des schizophrènes en importance de premier rang et de deuxième rang comme le fait encore aujourd'hui le DSM. Bien qu'il existe une résistance au succès de la schizophrénie et à la disparition de l'hystérie avec par exemple Chaslin qui montre que la démence n'apparaît pas précocement ou de Clerambault qui insiste sur l'importance des pulsions sexuelles, cette pathologie s'impose. Freud participe, par abandon, à ce succès. Il pense, contrairement à Kraepelin, que toutes les maladies sont dans un rapport de continuité avec la normale, qu'il n'y a pas de maladies catégorielles mais uniquement dimensionnelles, que la maladie dit quelque chose sur le fonctionnement normal, que la maladie dit quelque chose du sujet.

Pour Freud et ses successeurs, la nosographie n'a que très peu d'intérêt. Au contraire, elle peut être dangereuse car elle fixe dans un mot définitif le patient dans une classe avec un destin lié à celui de l'entité.

Dans ses premiers travaux, Freud s'est intéressé à la psychose en évoquant, à son sujet, un échec du moi à se défendre contre un affect violent qui, ne pouvant être symbolisé, est expulsé sous forme d'une hallucination. Sans rentrer dans le détail, notons que le père de la psychanalyse évoque la notion d'auto-érotisme qui, par contraction, a donné naissance au mot autisme. À cette époque, Freud correspond assidûment avec le chef de file de la psychiatrie allemande, Carl Gustave Jung. Une des motivations de Freud à cette relation est sa volonté de sortir la psychanalyse du ghetto juif viennois. Si, dans un premier temps, une amitié sincère lie les deux hommes, les prémices de la rupture naissent avec le cas Otto Gross. Gross, psychanalyste, héroïnomane, est hospitalisé dans la clinique du docteur Jung. Ce dernier pose le diagnostic de démence précoce. Freud lui répond que « ce n'est souvent pas un véritable diagnostic et l'entité est suffisamment peu claire pour que l'on ne puisse la distinguer de l'hystérie ». C'est avec la publication par Freud du cas du président Schreber que le fossé se creuse définitivement. Pour éviter de perdre complètement le soutien de Jung, Freud n'écrira désormais plus rien sur la psychose. Cet abandon laisse le champ libre aux catégorisations des psychiatres biologistes avec leurs nosographies tranchantes entre normal et pathologique.

Des années 1950 au DSM

L'histoire de la psychiatrie montre comme la maladie mentale est intimement liée aux courants sociaux et politiques. C'est ce que le philosophe Ian Hacking[12] a nommé « niche écologique », l'ensemble des conditions nécessaires à l'éclosion d'une maladie mentale dans une société donnée à un moment donné. C'est ce que le psychiatre Georges Lanteri-Laura[13] a appelé « paradigme » à savoir « l'ensemble des conceptions admises par tous pendant une certaine période de l'histoire, ensemble à l'intérieur duquel peuvent s'affronter des théories qui, sans cet ensemble, resteraient inconcevables ». C'est ainsi que la psychiatrie de la deuxième moitié du XXe siècle s'est inscrite dans un paradigme au sein duquel une véritable guerre des tranchées s'est engagée entre les descendants des deux grandes théories dominantes depuis le début du XXe siècle : la psychanalyse d'une part et la psychiatrie médicale de Kraepelin et Bleuler d'autre part. Cette guerre sera d'autant plus vive qu'avec Jacques Lacan, la psychanalyse s'est intéressée à la question de la psychose que Freud avait prudemment laissée de côté. Après la Seconde Guerre mondiale est né le mouvement « antipsychiatrique » d'inspiration psychanalytique et marxiste, et résolument social. Ce courant qui voulait la fin des asiles et la libération des « fous » donnera naissance à la thérapie institutionnelle encore vivante de nos jours. Les années 1950 correspondent également à la découverte des premiers médicaments psychotropes, neuroleptiques d'abord, antidépresseurs et tranquillisants ensuite. Cette découverte marque également l'arrivée des firmes pharmaceutiques dans le champ de la psychiatrie. Sur le terrain, la psychiatrie évolue. L'hôpital psychiatrique s'ouvre à la ville. Les psychiatres entrent dans les hôpitaux généraux où s'ouvrent des services de psychiatrie, des services de médecine psychosomatique, des unités d'urgence et de crise. Au cœur des villes naissent des centres de santé mentale, des hôpitaux de jour et des communautés thérapeutiques. Malgré ces évolutions, le clivage entre psychanalystes et

12 HACKING Ian, *Les Fous voyageurs,* Paris, Les Empêcheurs de Penser en Rond, 2002.

13 LANTÉRI-LAURA Georges, « Le psychisme et le cerveau », in Grmek M. (éd.), *Histoire de la pensée médicale en Occident*, Paris, Seuil, 1999.

psychiatres biologistes, c'est ainsi que l'on les nomme désormais, reste vif. Avec l'arrivée du DSM III en 1980, forte du soutien de l'industrie pharmaceutique et des thérapeutes cognitivo-comportementalistes, la psychiatrie a résolument pris l'ascendant sur la psychanalyse qui perd du terrain partout dans le monde. Se rendant compte qu'en laissant la classification des maladies aux biologistes ils ont fait une erreur stratégique catastrophique, ils tentent d'en proposer deux autres modèles (Psychodynamic Diagnostic Manual PDM[1] et la Classification française des troubles mentaux de l'enfant et de l'adolescent CFTMEA[2]). Rien n'y fait, c'est l'ascension de la psychiatrie biologiste grâce à son arme de guerre, la DSM. Il n'y a plus de vérités hors DSM. Le DSM, à partir de sa troisième édition, devient la psychiatrie et la psychiatrie y est tout incluse.

1 RUSSELL J., COHN R., *Psychodynamic diagnostic manual*, New York, Alliance of Psychoanalytic Organisation, 2006.

2 MISÈS Roger, QUEMADA Nicole, *Classification française des troubles mentaux de l'enfant et de l'adolescent*, Paris, CTNERHI, 2002.

Chapitre 2 : DSM ou la tyrannie du vide

« Mon jeune ami, je vous prierai de ne pas me coller d'étiquette. Ne me fourrez pas dans une catégorie avant de me connaître ! »

John Irving, *À moi seul bien des personnages*[3]

DSM I et II – La genèse

La première version du DSM est publiée en 1952. Deux éléments concourent à la naissance de cet outil officiel de classement des maladies mentales. D'une part, l'Organisation mondiale de la Santé (OMS) reconnaît la nécessité d'introduire les troubles mentaux dans sa classification internationale des maladies (CIM) et d'autre part, les recherches pharmaceutiques donnent naissance au premier neuroleptique : la chlorpromazine. Pour faire des recherches sur les nouveaux médicaments, les psychiatres ont plus que jamais besoin d'un système de classification qui permet de constituer rapidement des groupes de patients souffrant d'un même trouble mental. C'est un peu par hasard que l'association américaine de psychiatrie (APA pour American Psychiatric Association) se porte acquéreuse des droits du DSM. Plusieurs explications à cela. Tout d'abord, la classification dont était issu le DSM, une classification de l'armée américaine, avait été élaborée par des psychiatres militaires dont la plupart étaient membres de l'APA. Ensuite, l'APA participait déjà à la rédaction du volet santé mentale de la classification de l'OMS. Enfin et surtout, aucune

3 IRVING John, *À moi seul bien des personnages*, Paris, Seuil, 2013.

organisation officielle de l'époque ne voulait apporter son soutien à un outil jugé alors inutile et non rentable. Le DSM I est publié dans un relatif anonymat et, à notre connaissance, non traduit, tout au moins en français. Il compte soixante diagnostics différents. Chacun de ces diagnostics est considéré comme une réaction à des causes externes, des « stress » (le concept de stress venait d'être découvert). Le DSM I fait la part belle aux théories psychanalytiques, très en vogue en ce début de deuxième moitié du XXe siècle. Une deuxième édition du DSM est publiée en 1968, également inédite en français et peu diffusée hors des États-Unis. Le DSM II ne diffère guère, sur le fond, de son prédécesseur si ce n'est qu'il ne compte pas moins de 145 pathologies, toujours fortement inspirées de la psychanalyse et structurées autour des deux grands axes que sont la psychose et la névrose. L'intérêt historique du DSM II réside dans les nombreuses critiques dont il a fait l'objet. Les deux plus célèbres portent sur l'homosexualité d'une part, décrite comme un trouble psychiatrique, et d'autre part sur son manque de fiabilité, mis en évidence par l'étude de Rosenhan[4]. Cette étude a eu un écho public retentissant. Douze faux patients se présentent dans douze hôpitaux différents. Ils prétendent avoir un seul et unique symptôme : ils entendent une voix répétant inlassablement, « vide », « creux » et « mou ». Les psychiatres sont incapables de débusquer la supercherie et tous ces faux patients se retrouvent hospitalisés. Ils ne sont « relâchés » qu'après sept à cinquante-deux jours et tous reçoivent le même diagnostic : « schizophrénie en voie de rémission ».

DSM III – La conquête

Lorsque le professeur Robert Spitzer est nommé par l'APA président du comité de rédaction du futur DSM III, l'image de la psychiatrie dans le grand public est détestable. À l'Ouest, outre le débat sur l'homosexualité des années 1970, les psychiatres perdent du pouvoir par l'essor de la psychanalyse, le développement de l'antipsychiatrie considérant la maladie mentale comme une pure construction de la

4 ROSENHAN David, "On being sane in insane places", *Science*, 1973 ; 179 : 250-258.

société bourgeoise et le succès des œuvres très critiques du philosophe français Michel Foucault qui, pour faire simple, dénonçait le rôle normatif de la psychiatrie au service de l'ordre social dominant. À l'Est, les psychiatres russes collaborent à la mise en œuvre de la dictature communiste. Les diagnostics psychiatriques sont jugés peu fiables voire arbitraires[5]. L'institution psychiatrique est perçue comme aliénante et totalitaire, à l'image de celle montrée par le célèbre film de Milos Forman, *Vol au-dessus d'un nid de coucou*, sorti en 1975 et dont le héros, faut-il le rappeler, est interprété par Jack Nicholson. Robert Spitzer se donne alors pour tâche d'offrir à la psychiatrie l'outil qui doit lui permettre de retrouver sa crédibilité. Dorénavant, les diagnostics psychiatriques se doivent d'être fiables, reproductibles, internationaux et utilisables en recherche pharmacologique[6]. En effet, dans le DSM II, le système de diagnostic est centré sur l'histoire du patient et sur la façon dont il se confie au psychothérapeute. La psychothérapie commence donc avant que le diagnostic ne soit entièrement posé. Quand le diagnostic final tombe, le patient est déjà engagé dans un autre traitement qui ne peut plus, éthiquement, être interrompu. Le nouveau manuel doit donc être détaché de toutes les théories psychothérapeutiques, particulièrement psychanalytique. Ce système de classification doit ramener les pathologies psychiatriques au même rang que les pathologies physiques, et les psychiatres devenir des médecins « comme les autres ». La rupture du DSM III avec ses deux prédécesseurs repose essentiellement sur ce caractère a-théorique des diagnostics et sur sa vision résolument biomédicale qui ne prend en compte que les symptômes extérieurs plutôt que le fonctionnement intérieur du patient. C'est donc un retour au vieux système kraepelinien, par référence à Emil Kraepelin (1856-1926) psychiatre allemand, auteur entre 1883 et 1902 de la première classification psychiatrique moderne. Une « nouvelle » psychiatrie décomplexée naît. Elle s'est affranchie du poids de la tradition phi-

5 KIRK S., KUTCHINS H., *Aimez-vous le DSM ?*, Le Plessis-Robinson, Les Empêcheurs de Penser en Rond, 1998.

6 SPITZER R., WILLIAMS J., SKODOL A., *International perspectives on DSM III*, Washington, APA press, 1983.

losophique et psychanalytique, elle sera appelée « psychiatrie biologique ». La distinction psychose-névrose s'estompe, l'hystérie disparaît, fragmentée en plusieurs sous-catégories. L'unification des critères diagnostiques se fait au prix d'un appauvrissement intellectuel certain et les critiques de nombreux psychiatres et psychothérapeutes sont vives[7]. Au cours du congrès qui doit entériner le changement de système, ils essaient de résister mais commettent de nombreuses erreurs stratégiques. Devant les portes du congrès, les homosexuels manifestent pour faire sortir l'homosexualité des maladies mentales. Les psychothérapeutes s'y opposent car cela revient à faire s'effondrer tout un pan de la psychopathologie freudienne. Spitzer négocie une dé-psychiatrisation de l'homosexualité contre la fin des manifestations. Même s'il est accusé de mélanger science et politique, cette sortie de crise lui apporte, dans le congrès, les voix qui lui manquent. Victorieux, la publication du DSM III va conférer aux psychiatres une hégémonie des médecins sur les professions de la santé mentale dans une période d'économie budgétaire[8].

Le nouveau manuel DSM III paraît en 1980. Il comporte plus de 230 diagnostics et sera traduit et diffusé dans le monde entier. Il deviendra, en quelques années, la « bible » que tout psychiatre et psychologue clinicien qui se respectent, se devront de posséder. Depuis 1980, malgré les critiques nombreuses et souvent virulentes, le succès de la marque DSM ne s'est jamais démenti. Rapidement, du fait même de sa simplicité et de son caractère pragmatique et descriptif, le DSM a intéressé les chercheurs et de nombreux cliniciens, mais également les firmes pharmaceutiques, les organismes assureurs et les ministères de la Santé. En 1987 paraît déjà une édition revisitée du DSM III, appelée DSM III-R. Cette version modifiée, tout en gardant l'esprit du DSM III, dépoussière et réorganise certaines catégories diagnostiques, et ce toujours sous la direction de Robert Spitzer, qui passera la main pour les éditions suivantes. Au passage, le

7 CASSIERS L., « Réflexions sur le codage des états psychiatriques », *Psychologie Médicale*, 1976 ; 8 : 365-376.

8 Éditorial, « Le miroir de la santé mentale », *La Revue nouvelle*, 2002 ; 2 : 34-37.

nombre de diagnostics augmente encore, passant de 230 à 292. Dans un souci de toujours mieux coller à l'air du temps, le DSM devient un ouvrage en mutation constante. Lorsque les modifications sont minimes, c'est une « édition revisitée » qui voit le jour. Lorsque les modifications sont plus importantes, c'est un nouveau manuel qui paraît. C'est le cas en 1994, avec la parution du DSM IV et en 2013, avec l'apparition du DSM 5. Toutefois, afin de faciliter les futures révisions, les auteurs optent cette fois pour un chiffre arabe laissant augurer déjà les versions 5.1, 5.2...

Et la santé dans tout ça ?

Mais attardons-nous encore un peu sur le DSM III. Dans les années 1970, les attaques contre la psychiatrie viennent de toutes parts. Elles portent surtout sur la validité du concept de « maladie mentale »[9]. Peut-on définir de façon cohérente et logique la folie et ainsi formellement la distinguer de la « normalité » ? Peut-on distinguer les faux patients des vrais ? Les homosexuels sont-ils des « malades » ?

Depuis 1980, ni le DSM, ni la CIM de l'OMS n'osent plus donner une définition de la maladie mentale. On peut même lire dans ces ouvrages : « Bien que ce manuel donne une classification des troubles mentaux, il n'existe aucune définition satisfaisante des limites précises et du concept de trouble mental ». C'est la raison même pour laquelle le concept de maladie mentale a été abandonné pour celui de trouble (désordre en anglais) mental. Pour éviter l'épineux problème de cette définition, la psychiatrie tente, avec le DSM III, un tour de passe-passe : elle propose d'être plus fiable. Le problème de cette stratégie est que le fait de disposer de critères précis pour déterminer si un phénomène appartient ou non à une classe donnée, ne dit rien

9 PICHOT P., « Naissance et vicissitudes du concept de maladie mentale », *Acta psychiatrica belgica*, 1988 ; 206-221.

sur ce que représente vraiment le concept ou la classe en question[10]. Par exemple, même si les tests d'intelligence sont utilisés depuis des générations, il existe toujours d'importants désaccords sur la nature du concept « intelligence ». La réponse fréquente, évoquée par l'inventeur des tests de QI, Alfred Binet, selon laquelle l'intelligence est ce qui est mesuré par le test, est une manière d'éviter l'épineux problème de la validité du concept. Il s'agit d'une tentative de se servir d'une technique de mesure afin de résoudre – ou plus exactement afin d'esquiver – le problème conceptuel.

Pour être plus fiable, le nouveau système de classification se présente avec trois qualités : il est consensuel, efficace et simple.

Consensuel, des cliniciens d'origines théoriques différentes doivent, par rapport à une réalité clinique commune, poser le même diagnostic. La nouvelle classification est indépendante de toutes les théories, non seulement parce qu'aucune théorie ne fait unanimité, mais aussi parce que la psychiatrie ne peut se tourner vers la biologie comme principe organisationnel. Les indices des fondements biologiques des pathologies psychiatriques, à cette époque, sont encore insuffisants, voire dans certains cas des pures hypothèses. Le classement n'est donc plus organisé sur un modèle étiopathogénique, c'est-à-dire basé sur les causes à l'origine des troubles, il s'arrête plutôt sur des ensembles symptomatiques (délire, débilité, dépression…) qui sont censés avoir une existence propre, clinique, diagnostique, thérapeutique. C'est un exposé continu de maladies qui ne sont pas sur les mêmes plans ; ce sont des têtes de chapitre sans liens entre eux.

Efficace, les entités ont un certain nombre de propriétés communes claires. Elles sont constituées de manière uniforme par l'association de signes et symptômes fondamentaux et donc facilement reconnaissables.

Simple, jusque-là les systèmes de classifications comprenaient des critères catégoriels (on est dans une catégorie ou dans une autre,

10 PICHOT P., WERNER R., *L'approche clinique en psychiatrie*, Le Plessis-Robinson, Les Empêcheurs de Penser en Rond, 1992.

mais pas entre les deux) et des critères dimensionnels (on est sur un continuum entre deux états distincts) en même temps. La coexistence de deux types de critères trouve son origine dans l'histoire même de la folie : on est soit un bon citoyen, soit un possédé... mais la folie peut aussi s'apparenter à « une ruse de la nature qui n'est nuisible que passées certaines limites ». Le DSM III ne comprend plus que des critères catégoriels. L'avantage d'un tel système unique catégoriel est non seulement de résoudre le problème de mesure mais également de délimiter normal et pathologique de manière franche.

Si le DSM, depuis 1980, est un système purement catégoriel, il adopte néanmoins un système de cotation articulé selon cinq axes. Ces axes sont censés permettre une approche globale et intégrative des troubles psychiatriques :

Axe I : les troubles cliniques majeurs incluant la dépression, les troubles anxieux, les troubles bipolaires et la schizophrénie, pour ne citer que les plus connus.

Axe II : les troubles de la personnalité et le retard mental.

Axe III : les troubles physiques éventuellement concomitants.

Axe IV : les facteurs psychosociaux de stress.

Axe V : une échelle d'évaluation globale du fonctionnement.

Dans les faits, les axes III, IV et V sont très peu employés et le système était donc surtout biaxial : I et II. Même si des études mettent en doute la fiabilité du nouveau système DSM III, il est en tout cas d'un usage particulièrement facile pour dépister de potentielles affections aiguës de l'axe I. Par contre, pour d'autres troubles, plus chroniques, comme les troubles de la personnalité (axe II), l'emploi exclusif d'un critère catégoriel est nettement plus compliqué. En effet, la particularité des troubles de la personnalité est d'être liée à des caractéristiques rencontrées avec une intensité variable chez tout individu. Si l'on veut exprimer de façon statistique le modèle auquel ils répondent, on doit donc faire appel à une notion dimensionnelle (l'individu présente la caractéristique de façon plus ou moins marquée). Les individus pathologiques sont ceux qui se situent au-delà d'une certaine fréquence ou intensité du symptôme. La distribution est continue ; il n'y a pas de discontinuité entre le normal et le pathologique, pas de zone où les sujets sont peu nombreux ou absents. Ce n'est donc pas un modèle catégoriel mais dimensionnel. Cette notion de dimension n'est évidemment pas compatible avec la constitution d'une classification purement syndromique. La pirouette qu'a alors tenté de faire le DSM III est de transformer les dimensions en symptômes catégoriels (présents ou absents) au prix d'une perte de validité des concepts. Le DSM est dès lors obligé de réintroduire la notion même d'anormalité (de maladie) par le concept de souffrance. C'est ainsi qu'on peut y lire « les traits de personnalité ne constituent des troubles de la personnalité que lorsqu'ils sont rigides, inadaptés et responsables soit d'une altération significative du fonctionnement social ou professionnel, soit d'une souffrance subjective ». Cet argument renvoie évidemment à des présupposés sociaux sur ce qui est « normal » ou non. Si l'agoraphobie est pathologique dans notre société, la phobie des serpents, qui affecte presque 90 % des individus, l'est nettement moins en Europe du Nord car elle n'entraîne aucune incapacité ni aucune souffrance. C'est, nous l'avons vu, sur ce type de consensus social que l'homosexualité, qui est indiscutablement une déviation par rapport à la norme statistique hétérosexuelle, a été exclue de la nosologie. On redécouvre donc avec les maladies dimensionnelles, que les malades priment sur les maladies[11]. Que la maladie fait partie de l'homme, qu'elle est dans une continuité « normale », que les deux phénomènes sont indissociables. Qu'il ne s'agit pas d'un problème surajouté, indépendant du phénomène humain et qu'on ne peut, sur cette base, le diviser en deux catégories tranchées « normal » ou « pathologique ». Le fait que le DSM 5 ait abandonné la subdivision en axe I et II n'a évidemment rien changé à ce problème de la normalité mais donne plus de poids aux interactions entre personnalité et syndrome surajouté de l'ancien axe I.

11 TATOSSIAN A., « Le problème du diagnostic dans la Clinique psychiatrique », in *L'approche clinique en psychiatrie*, Le Plessis-Robinson, Les Empêcheurs de Penser en Rond, 1992.

DSM MANIA

De simple outil statistique, le DSM est devenu, en moins de quinze ans, le manuel de référence de la psychiatrie contemporaine[12]. Qu'il l'adore ou le déteste, tout intervenant en santé mentale se doit de le connaître et de l'utiliser. Pour certains médecins, en ce compris, malheureusement, beaucoup de psychiatres, le DSM est même la seule référence en matière de clinique psychiatrique. Exit Freud, Lacan, la thérapie institutionnelle, la dimension philosophique des écoles allemandes et françaises de psychiatrie. Ne reste plus que le DSM, les médicaments et les thérapies cognitivo-comportementales solubles dans le modèle biomédical. Lorsqu'il paraît en 1994, le DSM IV ne décrit pas moins de 410 troubles psychiatriques différents. Lui succède en 2000 une édition revisitée appelée DSM IV-TR et en 2013 le dernier né le DSM 5. Comme leurs prédécesseurs, les DSM IV et DSM IV-TR le DSM 5 a fait l'objet de vives critiques tant à l'extérieur qu'à l'intérieur même de l'APA. Voici deux critiques parmi les plus savoureuses : la psychologue féministe Paula Caplan, de Harvard, a proposé, arguments à l'appui, de créer un nouveau diagnostic de trouble de la personnalité dominante délirante[13], dont une des caractéristiques est notamment, pour l'homme, la tendance à se sentir exagérément menacé par les femmes qui ne cachent pas leur intelligence. Il faut savoir que les experts qui participent à la ligne éditoriale du DSM sont à plus de 86 % de sexe masculin… Le psychiatre britannique Richard Bentall a, quant à lui, fait une proposition pour classer le bonheur parmi les troubles psychiatriques[14]. Bentall précise à propos de cette maladie inédite : « Nous pouvons affirmer que le bonheur se caractérise généralement par une humeur positive parfois qualifiée d'exaltation et de joie, bien que certains traits puissent ne pas se retrouver dans les formes moins graves appelées contentement. »

---

12 DEMAZEUX Steeves, *Qu'est-ce que le DSM ?*, Paris, Ithaque, 2013.

13 CAPLAN Paula, "Delusional dominanting personality disorder", *Feminism & Psychology*, 1991 ; 1 : 171-174.

14 BENTALL Richard, "A Proposal to Classify Happiness as a Psychiatric Disorder", *Journal of Medical Ethics*, 1992 ; 18 : 94-98.

Et de poursuivre : « Les composants comportementaux du bonheur sont moins faciles à caractériser, mais on a relevé certaines expressions du visage comme le sourire ». Ou encore : « Les gens heureux sont plus souvent insouciants, impulsifs, et imprévisibles dans leurs agir… Pour une raison quelconque, les gens heureux semblent intéressés à imposer leur état à leurs familles et à leurs collègues moins heureux et ont tendance à multiplier les contacts interpersonnels ludiques et les activités sociales en faveur des autres ». Enfin : « Les gens heureux font montre d'un manque général d'objectivité et de réalisme qui oblige à conclure qu'ils doivent être regardés comme victimes d'un trouble psychiatrique et que leurs maladies rebaptisées trouble affectif important de type agréable doit être rajouté au DSM. » Il va de soi que ces deux propositions de diagnostic n'ont pas été retenues par les rédacteurs du DSM… Signalons au passage que la presse anglo-saxonne a répercuté la proposition de Bentall au premier degré sans y déceler le caractère ironique et provocateur.

DSM 5 ou l'avenir d'une illusion

Dès 1999, soit un an avant la parution du DSM IV-TR, une conférence de recherche sur le futur DSM 5 est organisée conjointement par l'APA et le National Institute of Mental Health (NIMH). L'objectif de cette conférence était de définir les axes prioritaires pour le futur manuel. En 2002, le chantier de la nouvelle révision est officiellement ouvert et s'annonce pharaonique. En effet les rédacteurs du manuel se sont donnés pour ambition de créer un nouveau paradigme psychiatrique en renonçant partiellement à l'approche catégorielle pour y inclure une vision dimensionnelle des maladies notamment autour de la question déjà évoquée des troubles de la personnalité. Hélas, une nouvelle fois, les quatorze années de travail ont abouti à l'élaboration d'une classification de consensus loin des ambitions de départ. En dehors de l'abandon du système des axes qui donne plus de poids aux troubles de la personnalité relégués jusque-là dans l'axe II, le projet est renvoyé, si pas aux calendes grecques, du moins à la prochaine édition du DSM. En juillet 2007, la rédaction effective du manuel commence. Tout un chacun peut suivre quasi en direct les ébauches du futur manuel sur le site internet de l'APA. Organisée comme pour les précédentes éditions en groupes de travail, la rédaction du manuel est confiée à des spécialistes américains et internationaux reconnus dans le domaine de la recherche fondamentale, des soins cliniques, de la biologie, de la génétique, des statistiques, de l'épidémiologie ou encore de la santé publique. Y figurent également des représentants d'associations d'usagers et de défense des consommateurs.

Dès la mise en place des premières ébauches du manuel, les critiques fusent, abondamment relayées principalement par la presse anglosaxone. Les critiques les plus pertinentes viennent de l'intérieur. En effet, les Professeurs Spitzer et Frances, le premier père fondateur des DSM III et III R, le second président du Comité de rédaction des DSM IV et IV-TR, n'ont guère ménagé les rédacteurs du DSM 5[15]. Le premier, Spitzer, s'est inquiété de l'inflation des diagnostics mais surtout de l'opacité des travaux. En effet, pour la première fois l'APA a exigé des rédacteurs du DSM 5 la signature d'un accord de stricte confidentialité sur le déroulement des séances de travail induisant par là un manque de transparence sur le processus en cours. Le scandale fut d'autant plus vif qu'en 2011, le Professeur Bierdermann, contributeur de l'essor du très controversé diagnostic de « trouble bipolaire chez les enfants » fut inquiété par le fisc américain pour avoir « omis de déclarer » 1,6 million de dollars versés par plusieurs firmes pharmaceutiques[16]. Allan Frances s'inquiète lui de l'extension du domaine de la maladie mentale et de la médicalisation du normal. Ce danger est particulièrement patent aux États-Unis où la pratique médicale est beaucoup plus procédurière et où le DSM est l'unique référence non seulement en matière de recherche et de clinique mais également dans le domaine médico-social et médico-légal ; mutuelle, assurances, justice. Notons au passage qu'à la faveur de son offensive « anti-DSM 5 », le Professeur Frances a reconnu trois erreurs

15 FRANCES Allen, *Sommes-nous tous des malades mentaux ?*, Paris, Odile Jacob, 2014.
16 WILSON D., "Side effects may include lawsuits", *New York Times*, 2010 ; 2/10 : 1.

responsables de graves conséquences lors de la rédaction des DSM IV et IV-TR. Il s'agit des diagnostics suivants : déficit de l'attention avec ou sans hyperactivité (TDA-H), autisme et troubles bipolaires chez les enfants. Dans ces trois catégories, un seuil de diagnostic trop bas et imprécis a entraîné une véritable épidémie de diagnostics erronés au détriment de la santé et probablement au bénéfice de « big pharma », nous y reviendrons.

Polémiques

S'il convient de ne pas « jeter le bébé avec l'eau du bain », force est de constater que le DSM est un outil susceptible de devenir, s'il est mal utilisé, une arme de destruction massive de la pensée et du débat. Qu'il faille disposer d'un outil statistique et d'un langage commun pour mener à bien des études cliniques ne pose en soi aucun problème, que du contraire. Cette clarification pragmatique représente certainement la grande plus-value du DSM. Toutefois, l'usage exclusif et intensif de cet outil risque d'engendrer de grandes catastrophes médicales et sociales. La revue française *Prescrire*[17] a assez bien résumé en une phrase tous les dangers d'un usage intensif et irréfléchi du DSM : « Le DSM 5 apparaît comme une combinaison dangereuse de diagnostics non spécifiques et imprécis conduisant à des traitements à l'efficacité non prouvée et potentiellement dangereux ». En se voulant a-théorique et descriptif, le manuel risque de ne plus être qu'un catalogue de pathologies mentales pensé et élaboré majoritairement par des Américains, au mépris de toute notion de singularité qu'elle soit individuelle, sociale ou culturelle, réalisant ainsi une sorte d'espéranto de la psychiatrie. Certains psychiatres ne se sentent plus concernés par la rencontre avec des individus en souffrance lorsqu'ils cherchent uniquement à repérer chez un patient des symptômes susceptibles de valider un diagnostic permettant la mise en place d'un programme thérapeutique. Ainsi, l'étiquetage, la catégorisation et le réductionnisme induits par l'usage exclusif du DSM sont au cœur des critiques formulées à l'encontre

17 Editorial, « DSM 5 : au fou », *Prescrire*, 2010 ; 30 : 699.

du modèle biomédical de la psychiatrie biologique. Mais elles ne sont pas les seules ; d'autres polémiques naissent du fait qu'au fil des versions, les possibilités d'être défini comme « malade mental » sont passées en cinquante ans de soixante à plus de cinq cent avec une médicalisation massive des émotions humaines[1]. De plus, pour ces quelque cinq cents troubles, il n'existe toujours actuellement que quatre grandes catégories de médicaments : les neuroleptiques, les antidépresseurs, les benzodiazépines anxiolytiques et hypnotiques et les régulateurs de l'humeur qui feront l'objet du chapitre suivant. Ceci nous amène à la critique la plus sévère formulée à l'encontre du DSM et de ses concepteurs : en augmentant le nombre de diagnostics tout en diminuant la sévérité des critères permettant de poser lesdits diagnostics, le DSM ne fait-il pas le jeu des firmes pharmaceutiques en leur permettant de vendre toujours plus de médicaments ? Les accusations de conflits d'intérêts financiers dans le chef des concepteurs du DSM sont très nombreuses et ce d'autant plus que le DSM est aussi une marque déposée génératrice de bénéfices financiers extrêmement importants. Ainsi, une expertise publiée en avril 2006[2] a dénoncé les conflits d'intérêt de certains experts du comité de rédaction. Après avoir identifié plusieurs catégories d'intérêts financiers, l'étude a montré que parmi les quelque 170 membres des différents groupes de travail du DSM, 56 % présentaient au moins un lien financier avec l'industrie pharmaceutique. Ceci n'est pas nécessairement problématique en soi, dans la mesure où l'absence totale de lien entre le monde médical académique et celui de l'industrie du médicament est quasi impossible. La recherche, même si on peut le déplorer, est majoritairement financée par le privé, singulièrement l'industrie pharmaceutique. Le secteur public, souvent financièrement exsangue, n'est guère capable de financer des recherches et des études cliniques de grande ampleur. Ce qui est plus interpellant est le fait que les liens avec l'industrie sont plus nombreux

1 LANE C., *Comment la psychiatrie et l'industrie pharmaceutique ont médicalisé nos émotion,* Paris, Flammarion, 2009.

2 BADER Jean-Michel, « Psychiatrie : des experts trop liés à l'industrie », *Le Figaro,* 2007 ; 15/10 : 4.

et plus fréquents précisément dans les groupes de travail portant sur des pathologies où les possibilités de traitements médicamenteux sont les plus importantes. Ainsi, le lien avec l'industrie est de 100 % dans les groupes « trouble de l'humeur » et « schizophrénie et désordre psychotique ». Ce lien est respectivement de 88 % dans le groupe « troubles kinesthésiques liés à la prise de médicaments », 83 % dans les groupes « troubles de l'alimentation » et « troubles dysphoriques prémenstruels » et de 81 % dans le groupe « troubles anxieux ». En clair, plus la pathologie représente un fort potentiel de prescription médicamenteuse, plus les liens entre les experts et l'industrie sont fréquents et nombreux. Enfin, parmi les experts ayant des liens avec l'industrie, 76 % ont bénéficié de subsides de recherche, 40 % de revenus de consultances, 29 % travaillent dans la communication et 25 % reçoivent des honoraires d'un autre type. Nous aborderons plus en profondeur, dans le chapitre suivant, la question des médicaments en psychiatrie et les liens entre psychiatres et industriels des médicaments. Avant cela, nous voulons rappeler que, comme l'a écrit en son temps le célèbre psychiatre français Edouard Zarifian[3], « si l'on se frappe les doigts avec un marteau, ce n'est pas la faute du marteau. » À nous, spécialistes, d'être vigilants et de n'utiliser le DSM que pour ce qu'il est, en résistant aux sirènes de la pensée unique[4].

3 ZARIFIAN Edouard, *Le prix du bien-être : psychotropes et société*, Paris, Odile Jacob, 1996.

4 GARRABÉ Jean, GOLSE Bernard, MISÈS Roger, *Pour en finir avec le carcan du DSM - Pour une clinique du sujet*, Toulouse, Érès, 2011.

Chapitre 3 : La riche petite pharmacie psychiatrique

Introduction – And the winner is…

En 2012, dans le top 5 des coûts en médicaments pour la sécurité sociale en Belgique[5], on trouve deux gammes de médicaments psychiatriques : les antidépresseurs et les antipsychotiques. Les antidépresseurs sont en troisième position, juste avant on trouve les traitements pour le cholestérol. Les antipsychotiques sont en cinquième position avec, juste après, les antiulcéreux duodénaux-gastriques. Les antihypertenseurs ne sont qu'en quatorzième place. Ceci donne un ordre de grandeur du marché que représentent les médicaments psychiatriques. Si les pays développés sont une mine d'or pour les marchands de psychotropes il faut, à l'échelle mondiale, nuancer le propos. Dans les pays du tiers-monde, les premiers médicaments vendus sont, évidemment, les antibiotiques et les médicaments psychiatriques sont bien plus loin dans le top 20. Toutefois, même à l'échelle planétaire, l'OMS a prévu qu'en 2020 la dépression sera la deuxième cause mondiale d'incapacité laissant donc pour les firmes pharmaceutiques de larges possibilités d'augmentation des ventes. En plus de ce top 5, il faut tenir compte des traitements non remboursés par la sécurité sociale. Dans ceux-ci (peu de chiffres de ventes sont disponibles puisque les états n'interviennent pas dans le remboursement de ces substances), on trouve vraisemblablement après les complexes vitaminés, une autre

5 INAMI, *Tableaux de bord pharmaceutiques délivrances pharmaceutiques dans le secteur ambulant,* Comité d'évaluation des pratiques médicales en matière de médicaments, Institut National d'Assurance de Maladie et d'Invalidité, Bruxelles, 2013.

gamme de médicament psychiatrique : les benzodiazépines[6]. Cette classe comprend les somnifères et les anxiolytiques. La consommation de ces substances a cru de manière exponentielle jusqu'à la fin des années 1990, moment où le haut risque toxicomaniaque qu'elles engendrent a enfin été reconnu par les pays occidentaux. Depuis, ils ont mis en place des campagnes de prévention contre l'abus de ces substances et surtout contre la banalisation de leur consommation. Si la consommation s'est relativement stabilisée, elle reste élevée avec près de une personne sur dix qui en consomme régulièrement. La Belgique, avec la France d'ailleurs, est parmi les gros consommateurs.

Pas tant de gammes que ça

Depuis les années 1990, la psychiatrie biologique est très fière de ses victoires sur les troubles mentaux. Cette success story est marquée de deux ou trois grandes dates. Le premier antipsychotique est inventé en 1950 et un de ses dérivés a rapidement donné naissance au premier antidépresseur. Si l'usage des benzodiazépines, et en particulier du valium, s'est déjà bien implanté dans la société celui des antipsychotiques et des antidépresseurs est, jusqu'à la fin des années 1970, surtout hospitalière. Dans les années 1980, il y a une augmentation continue de la consommation des antidépresseurs mais, dès 1990, avec une nouvelle génération, les Inhibiteurs Sélectifs de la Recapture de la Sérotonine (SSRI) dont le plus connu est le Prozac®, il y a réellement une explosion de la consommation. L'âge d'or des antipsychotiques est, quant à lui, celui des années 2000 avec la découverte des neuroleptiques de seconde génération. Le point commun de l'histoire des antidépresseurs et des antipsychotiques est donc l'évolution en deux générations : des « vieux » médicaments avant 1990 et les « nouveaux » après. Ce qui diffère entre les deux générations ce n'est pas tant leur efficacité que leurs effets secondaires

6 ANSM, *états des lieux de la consommation de benzodiazepines en France*, Paris, Agence Nationale de Sécurité des Médicaments et des Produits de Santé, 2013.

nettement moins invalidants[7]. Par exemple, il n'est même pas certain, que les nouveaux antidépresseurs aient un moins grand nombre d'effets secondaires mais ils sont moins invalidants et plus transitoires. Nous n'avons donc pas des substances plus actives mais, en diminuant les effets « indésirables », le nombre d'utilisateurs potentiels est bien plus large. Il est donc faux de penser que les psychiatres ont aujourd'hui plus d'armes médicamenteuses pour lutter contre les 500 désordres du DSM 5. Comme à l'époque des 150 diagnostics du DSM II : il n'existe toujours que quatre gammes de médicaments : les benzodiazépines (certes avec une nouvelle sous-classe de somnifères : « les z drugs »), les antidépresseurs, les antipsychotiques et les thymo-régulateurs. Cette dernière classe, dont nous n'avons pas encore parlé, a un nombre d'indications tout à fait restreint : les troubles bipolaires (chapitre 5.3). Cette disparité croissante entre d'un côté le nombre stable de classes de médicaments et de l'autre le nombre croissant de désordres est l'objet de railleries faites aux psychiatres biologistes. Les psychodynamiciens ont beau jeu de leur dire qu'ils se présentent comme des grands pharmacologues ergotant sur le choix du médicament alors qu'en définitive celui-ci n'appartiendra jamais qu'à une des quatre familles. La situation est en fait un peu plus nuancée[8] puisque dans le DSM on trouve également des pathologies comme les démences pour lesquelles il existe une classe spécifique de médicaments. Ceci est également vrai pour les troubles hyperkinétiques (ADHD) et les troubles sexuels avec les dysfonctions érectiles pour lesquels il existe le Viagra® et ses successeurs. Il existe également quelques substances spécifiques pour les problèmes de dépendance (alcool, tabac, héroïne). Néanmoins ce désarmement face à la grande diversité des troubles psychiatriques reste pathétiquement important.

---

7 ZDANOWICZ Nicolas, JACQUES Denis, REYNAERT Christine, "Comparisons between psychotropics drugs : must the risk of side effects dictate our practices ?", *Acta Clinica Belgica*, 2008 ; 4 : 235-241.

8 SCHEPENS P., GEUS C., DEMYTTENAERE K., DE FRUYT J., *Guide pratique de psychopharmacologie*, Bruxelles, AstraZeneca Neurosciences, 2007.

Ce désarmement mène également à deux extrêmes qui concourent à décrédibiliser la pharmacothérapie. La première est le traitement dit, péjorativement, « tout risque ». S'il paraît logique qu'il faille, chez certains patients, associer différents médicaments d'une même classe (par exemple deux antidépresseurs chez un patient qui n'a pas répondu à un traitement unique), il n'est pas rare de voir des patients avec un traitement qui comprend une benzodiazépine, un neuroleptique, un antidépresseur et un thymorégulateur. Ce qualificatif de « tout risque » tient au fait que si le patient a les quatre gammes de médicaments, il a forcément le bon traitement indépendamment de son désordre puisqu'il n'y a pas d'autre traitement.

L'autre extrême tient au fait que certaines firmes pharmaceutiques, afin de trouver des débouchés supplémentaires pour une molécule donnée, essaient de lui faire reconnaître un maximum d'indications possibles. S'il est ainsi banal qu'un antidépresseur parvienne à avoir une reconnaissance pour un trouble anxieux, le sommet est atteint avec un neuroleptique de seconde génération, la quétiapine, qui est parvenu à avoir une reconnaissance, bien sûr pour la schizophrénie mais aussi pour les troubles bipolaires, anxieux et certains troubles dépressifs. Un médicament panacée universelle psychiatrique. On voit donc que le lien qui unit le nom des classes (antipsychotique, anxiolytique, antidépresseur…) à la pathologie contenue dans le nom est faible.

L'histoire de la découverte du premier antipsychotique est très illustrative de cela. La chlorpromazine a été découverte lors des recherches sur les anesthésiques. Cette substance n'avait pas été baptisée du nom « antipsychotique » mais bien de « neuroleptique » c'est-à-dire, littéralement, qui empêche le fonctionnement des neurones. Ce nom a été choisi car la molécule provoque une sidération du patient sans l'endormir : une catalepsie. L'idée d'employer la chlorpromazine sur les patients psychiatriques tellement agités qu'on devait les attacher est alors née. Cette première camisole chimique a tellement bien fonctionné que ces patients ont pu être libérés, non plus de leurs chaînes, mais de leurs entraves. Ce succès dans les psychoses agitées a amené la chlorpromazine à être rebaptisée « antipsychotique ».

De là il n'y avait plus qu'un pas pour proposer une généralisation de son emploi chez les psychotiques même non agités. Il est également intéressant de noter que l'accent mis par les firmes pharmaceutiques sur l'un des deux noms, neuroleptique ou antipsychotique, varie en fonction des stratégies momentanées de positionnement sur le marché. Aujourd'hui, par la prescription en dehors du champ des psychoses, les firmes militent pour ces produits « neuroleptiques de seconde génération » (cfr chapitre 5.8). Mais les firmes ne s'arrêtent pas là, quitte à payer des amendes pour promotionner leurs produits en dehors des indications légales, le montant de l'amende étant inférieur aux bénéfices engrangés[9].

Modèles de recherches

Comment se fait-il que les progrès pharmaceutiques soient, contrairement à ce qu'on annonce au grand public, si lents ? Tout médicament, avant d'avoir une autorisation de mise sur le marché, doit démontrer une efficacité chez l'homme atteint de la maladie visée. Et avant de démontrer une efficacité chez l'homme, la substance doit démontrer son efficacité et son absence de nocivité chez l'animal. Si, dans le domaine des maladies infectieuses, pour démontrer l'efficacité d'un antibiotique il « suffit » d'inoculer le germe à une souris, dans le domaine de la psychiatrie, le problème est évidemment nettement plus complexe. Qu'est-ce que la schizophrénie chez la souris ? Est-ce que ça existe des souris schizophrènes ? Quels sont les symptômes d'une souris qui délire ? Il n'est évidemment pas possible de répondre à ce type de question. La découverte du premier antipsychotique dans les années 1950 est, comme on l'a vu, due au hasard. Les chercheurs travaillant sur les anesthésiants ont obtenu, avec une molécule proche de celles précédemment employées, une anesthésie éveillée, une quasi-totale indifférence du patient aux stimuli tant verbaux que

9 FRANCES Allen, *Saving Normal: An Insider's Revolt Against Out-of-Control Psychiatric Diagnosis, DSM-5, Big Pharma, and the Medicalization of Ordinary Life*, New York, HarperCollins, 2013.

physiques. Voire même si on augmentait les doses plus qu'une simple inhibition de la pensée et du mouvement : une véritable paralysie des mouvements où le patient laisse son membre figé dans la position dans laquelle l'expérimentateur l'a placé : la catatonie. Chez les souris, ce produit, la chlorpromazine, entraînait même un désapprentissage de comportements acquis. Dès la requalification de la chlorpromazine « neuroleptique » en « antipsychotique », c'est moins les fous qu'on a libérés de leur camisole de force que la recherche pharmacologique qu'on a déchaînée. À défaut de souris psychotiques, on possède dès ce moment un étalon d'une substance efficace chez les humains psychotiques. Les chercheurs ont dès lors décrit consciencieusement l'effet de la chlorpromazine sur les comportements des souris et ces effets sont devenus la description de ce qu'est un antipsychotique. Toutes les nouvelles substances inventées par la suite, avant d'être testées chez l'homme, pouvaient être comparées au standard de l'effet de la chlorpromazine. C'est la « saturation en effet chlorpromazine »[10]. Si une substance ne provoque pas suffisamment d'effet chlorpromazine, elle sera abandonnée au profit d'une plus saturée. Une substance qui a failli être abandonnée est l'imipramine qui ne provoque que 50 % d'effet « chlorpromazine ». Une firme a néanmoins poursuivi les recherches passant des souris à l'homme et les chercheurs se sont aperçus que l'imipramine diminuait la tristesse de certains patients psychotiques. Le premier antidépresseur était né et également une nouvelle substance de référence. À nouveau on peut constater la faiblesse du lien entre le nom de classe et l'effet supposé.

Avec le temps, les « comparateurs » d'effets se sont sophistiqués. En dehors de l'effet sur les comportements des animaux, on peut aussi étudier les effets sur les neurotransmetteurs et les endroits du cerveau où la substance va agir mais, fondamentalement, nous n'avons toujours pas de modèles biochimiques valides de ce qu'est un désordre psychiatrique. Les hypothèses sur la psychose comme trouble de la dopamine sont insuffisantes et les modèles de dépression provenant d'une simple carence

10 PIGNARRE Philippe, *Comment la dépression est devenue une épidémie*, Paris, La Découverte/Poche, 2012.

en certains neurotransmetteurs comme la sérotonine n'expliquent par le temps de délai d'action des antidépresseurs. Les modèles les plus récents évoquent d'ailleurs des médiateurs communs dans les deux types de désordre tel que des processus d'inflammation et de morts cellulaires. Inversement, les effets des antidépresseurs pourraient s'expliquer par des facteurs de croissance cellulaire. En ce qui concerne les modèles animaux pour les antidépresseurs, ils se sont quelque peu sophistiqués depuis l'époque de l'imipramine. Les chercheurs sont parvenus à créer des chiens « désespérés ». Pour créer un tel chien, il suffit qu'à chaque fois qu'on lui propose à manger on lui donne également un choc électrique. On associe une récompense ou la satisfaction d'un besoin avec un stimulus désagréable. Petit à petit, le chien refuse de se nourrir et se terre dans un coin de sa cage, complètement apathique. Dès ce moment, on peut donner un antidépresseur à ce chien désespéré et comparer l'efficacité et la rapidité d'action de la substance par rapport à un autre chien désespéré qui ne reçoit qu'un placebo. Il reste évidemment à savoir si un chien désespéré par des chocs électriques est la même chose qu'un humain déprimé…

L'espoir en conclusion

Tout cela veut-il dire que ces médicaments ne servent à rien et que nous n'avons fait aucun progrès ? Certainement pas, les molécules qui existent aujourd'hui soulagent beaucoup plus de patients et beaucoup mieux que nous ne l'avons jamais fait. Le problème par contre est que nous devons être plus modestes et plus précis dans nos indications. Plus modestes parce que le nombre de désordres pour lesquels il n'existe pas de traitement adéquat est bien supérieur à l'inverse. Plus précis parce qu'il est à craindre que trop de personnes reçoivent ces traitements. La quantité de neuroleptiques prescrits est en croissance alors que le nombre de psychotiques ne change pas. Un antidépresseur est inefficace en cas de dépression légère et moyenne et ne devrait donc pas être prescrit dans ces cas. Une personne sur dix prend une benzodiazépine, ces patients devraient savoir qu'au-delà de trois semaines ils seront dépendants et devront augmenter la dose…

Deuxième partie

La psychiatrisation du social

*

Comme nous l'avons vu précédemment, la principale critique adressée aux critères diagnostiques dans leur ensemble est d'être trop large. Tout se passe un peu comme si, de peur de rater un malade, non seulement le DSM a multiplié les maladies mais a aussi, pour chacune d'entre elles, prévu des critères tellement larges que des personnes non malades se retrouvent classées comme telles. La précaution prise par les auteurs d'inclure le critère « les symptômes induisent une souffrance cliniquement significative ou une altération du fonctionnement social, professionnel ou dans d'autres domaines importants » ne suffit pas à protéger de ce risque. Soit le psychiatre ne tient pas en compte ce critère, soit ce critère est trop subjectif, soit encore la pression sociale est trop forte et que les gens se sentent malades.

Dans cette deuxième partie, nous passerons en revue les troubles les plus connus du grand public. Que cette médiatisation soit due à la haute prévalence du trouble tel que pour la dépression et les troubles anxieux, à la fascination que la schizophrénie provoque, à un effet de mode « bipolarité » ou à la pression sociale vers le statut de malade pour le stress post-traumatique, le trouble de déficit d'attention avec ou sans hyperactivité ou encore les addictions.

Chapitre 1 : Les addictions – L'homme du XXIe siècle est politiquement sain

Introduction

Depuis le Siècle des lumières, la dialectique des passions détermine la limite entre les comportements passionnels normaux et anormaux. Dans cette logique, jusqu'au début des années 2000, prendre soin de soi est avant tout l'art d'équilibrer les poisons. L'homme peut boire, fumer, manger du chocolat, aller au casino, voire même fumer du haschich si et seulement si c'est sa raison qui est maîtresse de la consommation. Pour refléter l'importance de ces niveaux de consommation, le DSM distingue, de la version III jusqu'à la IV-R, les abus des dépendances correspondant à une gradation dans la perte de contrôle. Avec le DSM 5, cette distinction disparaît soit on consomme soit on ne consomme pas. Certes, régulièrement dans l'histoire depuis les Lumières, il y a eu des tentatives pour éliminer tel ou tel comportement addictif. L'exemple le plus illustratif est certainement celui de la prohibition aux États-Unis. Les fils des pères fondateurs du pays de la liberté avaient estimé que, dans ce pays neuf, habité par un nouvel homme entreprenant et libre, modèle pour l'univers, l'alcool n'avait plus de place. Essayez de dicter un modèle de l'homme à l'homme et vous le verrez alors capable de faire n'importe quoi pour avoir le droit, ou l'illusion du droit, de choisir autre chose. La prohibition n'a pas résisté très longtemps. Dans les années 1960, on assiste plutôt à la tendance inverse. Un vent de libéralisation des comportements amène la drogue, le sexe et le rock and roll. Mais, dès la fin du XXe siècle, ce courant libertaire s'inverse à nouveau. Le SIDA met un frein net à la révolution sexuelle. Reagan décrète une guerre totale à la drogue. L'interdiction du tabac se généralise à l'ensemble de la planète. L'écologie et la médecine veulent interdire tous les toxiques. Il devient même question de ne plus rembourser les soins de santé à ceux qui se seront intoxiqués : fumeurs voire même un jour, mangeurs de plats trop gras. Dans un tel climat, la définition des addictions est revue de manière restrictive. Jusqu'au DSM 5 c'est avant tout le caractère illégal de la substance qui détermine l'existence d'une classe diagnostique. La psychiatrie décrit ainsi les héroïnomanes, les cocaïnomanes, etc. Chacune des substances donne lieu à des descriptions clinico-biologiques. Toutes les addictions décrites dans le DSM ne concernent pas que les substances illégales. Par exemple, dès le DSM IV, à côté de l'alcool (illégal au volant au-dessus d'une certaine dose), on trouve la nicotine ou la caféine. Les critiques adressées à ce système de classification sont d'une part qu'il promet d'être sans fin, au rythme de la découverte de nouvelles drogues et d'autre part qu'il ne tient plus compte du rapport de l'individu au produit. Effectivement, au XXIe siècle, on assiste à une multiplication tellement rapide des drogues de synthèse que la législation ne va pas assez vite pour les prohiber ou le DSM pour les décrire[1]. En ce qui concerne le rapport du patient au produit, il faut remarquer que dans le DSM II l'existence d'une addiction ne pouvait être diagnostiquée comme telle. Il s'agissait à l'époque d'un diagnostic additionnel survenant dans le cadre d'une personnalité X, personnalité qui devait être identifiée. La psychiatrie considérait donc que la consommation maladive était avant tout une affaire de personnalité plus que de substance proprement dite. Elle croyait qu'un névrosé ne consomme ni les mêmes types de substances qu'un psychotique ni de la même façon. Mais plus encore dans ce système, des addictions à des choses sans « interaction biochimique directe » étaient envisageables comme à la télévision, au jeu... Ceci est évidemment impossible dans un système où c'est l'effet du

1 LALLEMAND Alain, SCHEPENS Pierre, *Les nouvelles drogues de la génération rave – Parents qu'en savez-vous ?*, Paris, Grasset, 2002.

produit qui définit l'existence d'une classe diagnostique et du coup le toxicomane. Les psychiatres psychodynamiciens n'ont pas manqué de le faire remarquer à leurs collègues biologistes. Pour tenir compte de cette difficulté, le DSM 5 décrit un nouveau type d'addiction : les « comportements addictifs ». L'avantage est que la substance peut, dans ce cas, être « sans interactions directes ». À ce jour, le seul comportement addictif accepté est le « jeu pathologique » mais, pour les versions suivantes du DSM 5, on nous promet des dépendants au sexe, à Internet et pourquoi pas à la philatélie… ?

Dans la lutte souvent stérile entre psychodynamiciens et psychiatres biologistes, nous sommes, avec les addictions comportementales, face à un serpent qui se mord la queue. Si les psychodynamiciens ont raison de critiquer la construction de ce qu'est une addiction en ne partant que du point de vue biologique, l'adjonction de la nouvelle classe d'addiction comportementale ne suffit pourtant pas à circonscrire les addictions et est, au contraire, un risque supplémentaire de multiplication des types d'addiction à l'infini.

Dieu aurait-il doté l'être humain d'une biologie de toxicomane ?

Y a-t-il moyen de concevoir une définition strictement biologique de la toxicomanie ? Il existe différentes embûches à un tel projet. La première tient à la subjectivité des époques pour déclarer qu'une substance doit être considérée comme une drogue ou non. Un bon exemple de cet aspect est évidemment les changements d'attitude de la société et de la médecine face à des substances telles que l'alcool ou le tabac mais ceci est aussi vrai pour des produits plus « durs » comme l'héroïne. À la fin du XIXe siècle, la drogue qui ravageait l'Occident était l'opium. Outre les mesures pour en restreindre l'usage, la question du traitement des dépendants s'est évidemment rapidement posée. En 1804, la morphine, qui est un dérivé de l'opium, a été inventée. Au début du XXe siècle, l'idée est née que la morphine pouvait être une bonne substance pour effectuer les sevrages des opiomanes. Une des difficultés de cette stratégie est évidemment l'apparition des morphinomanes... Une autre substance de synthèse, apparue en 1880 et dérivée de la morphine, est alors apparue comme souveraine pour effectuer des sevrages des morphinomanes : l'héroïne. De la même façon, un dérivé de l'héroïne, la méthadone est depuis les années 1980 utilisée pour le sevrage des héroïnomanes...

Une deuxième difficulté est la modélisation de l'interaction du toxique avec notre corps. Le modèle employé généralement pour expliquer l'action de l'héroïne, du haschich, du tabac, etc. est de concevoir qu'il existe dans notre corps des récepteurs sur la surface de certaines cellules. Ces récepteurs ont une spécificité, plus ou moins étroite, avec la substance toxicomanogène qui vient s'y fixer. Nous connaissons ainsi des récepteurs morphiniques, canabinoïde, nicotinique, etc. On peut donc dire aujourd'hui qu'il n'y a pas une substance toxicomanogène sans son récepteur spécifique. Comment se fait-il que de tels récepteurs existent dans notre corps ? Pour les récepteurs morphiniques, l'explication est assez facile. Nous avons une sécrétion de morphiniques qui se fait par notre propre corps. Cette sécrétion est sollicitée, par exemple, en cas de douleur. Cette sécrétion endogène de morphinique a d'ailleurs été soupçonnée d'être à l'origine de l'addiction à certains sports. Des sportifs intensifs augmentent leur propre sécrétion de morphiniques pour lutter contre la douleur provoquée par le sport trop intensif. Ces sportifs deviendraient ainsi des accros à leurs propres morphiniques et, en cas d'arrêt brusque de la pratique, font des syndromes de sevrage. Ce modèle d'explication pour les morphiniques est peu transférable aux autres drogues. Comment expliquer l'existence de récepteurs à la nicotine par exemple ? Pourquoi avons-nous des récepteurs à la nicotine ? Si, comme dit Gainsbourg, « Dieu est un fumeur de Havanes » aurait-il prévu aussi qu'un jour nous consommerions du tabac ? Cette problématique est encore plus ardue si l'on pense au développement des nouvelles drogues comme les drogues de synthèse. Il faut donc penser que notre corps a une appétence prédéterminée à toutes les substances. Même pour des substances qui n'existent pas encore ? Si on déplace le raisonnement en pensant que notre corps a la capacité de synthétiser des nouveaux récepteurs quand il est mis en contact avec des substances inconnues jusque-là, cela ne fait que déplacer le problème...

Une des autres questions que pose le modèle biologique de la toxicomanie est de comprendre comment toutes ces substances sont associées à la notion de plaisir ? Les études biochimiques montrent qu'importe peu la substance employée et ce par différents chemins biochimiques, en dernière analyse, le neurotransmetteur du plaisir est la dopamine. Que l'on parle de cannabis, d'héroïne ou de sexe, à la fin c'est toujours la dopamine qui est synonyme du plaisir perçu. Pour obtenir le plaisir procuré par la dopamine, il semble bien que l'être vivant puisse aller très loin. On implante chez une souris deux électrodes dans la zone libérant de la dopamine, le dispositif est complété par une pédale sur laquelle la souris peut pousser pour envoyer du courant dans les électrodes, ce qui entraîne alors la libération de la dopamine. On observe que la souris, très rapidement, ne fait plus que pousser sur la pédale, quitte à se laisser mourir de faim[2]. Aurions-nous été construits comme des toxicomanes en puissance au risque de l'anorexie ?

L'AMOUR PEUT-IL FAIRE PENSER LA TOXICOMANIE AUTREMENT ?

La dialectique des passions oppose l'asservissement de l'esprit par la passion à la liberté et la tempérance de jugement de l'homme sain. La passion amoureuse serait-elle alors aussi une drogue[3] ? Outre les analogies sémantiques qui existent entre héroïne et héroïne (vedette), ecstasy et extase, LSD et Lucy, on retrouve différentes caractéristiques des amoureux passionnés chez les toxicomanes, peu importe la substance[4]. Par exemple, chez l'amoureux comme chez le toxicomane,

2 VINCENT Jean-Didier, *La biologie des passions*, Paris, Odile Jacob, 1999.

3 AULAGNIER Piera, *Les destins du plaisir*, Paris, PUF, 1979.

4 ZDANOWICZ N., PIVONT V., REYNAERT Ch., JANNE P., VAUSE M., « Prévenir la toxicomanie », *Louvain Médical*, 2001 ; 120 : 97-93.

c'est quand le manque arrive qu'on sait qu'on est dépendant. Pour le passionné amoureux comme pour le toxicomane, le manque est même si présent que la vie ne devient plus qu'une lutte pour retrouver l'aimé – le toxique afin que le manque cesse. Si les dépendants ne sont pas des délirants, ce sont certainement des personnes qui vivent plus dans leur tête que dans la réalité. Ils vivent dans des rêves de futures rencontres avec l'aimé – le toxique au point où le temps passé avec l'aimé ou sous l'influence du toxique devient rapidement inférieur au temps passé à l'imaginer. Enfin chez l'aimé – le toxique, c'est surtout son idéal qui est aimé. Si la passion amoureuse n'est qu'une des formes de la toxicomanie, qu'est-ce qui fait la différence entre une passion amoureuse et l'amour ? Dans la relation aimante, par opposition à la dépendance passionnelle, nous attendons une parole de l'aimé comme il l'attend aussi. C'est non seulement le fait de parler qui est important, c'est aussi le caractère symétrique de la relation qui construit un échange. Ce qui oppose passion et amour c'est la différence entre dépendance et interdépendance. Dans l'amour, les demandes, les mots d'amours sont bilatéraux. Ils permettent aux partenaires d'attendre quand ils sont séparés mais dans la passion, les demandes sont asymétriques et l'attente est impossible. L'amant se retrouve en train d'essayer de contrôler des sentiments de l'aimé de peur qu'il ne l'abandonne. D'une interdépendance on est passé à une dépendance angoissante, d'un désir de présence de l'aimé à un besoin de l'aimé.

De récentes recherches en neuroscience[5] ont pu mettre en parallèle, tant du point de vue chimique que neuroanatomique, les sentiments amoureux et les addictions. Ces parallèles ont pu être dressés à différents stades des relations amoureuses allant de l'attachement, au manque aigu en passant par l'extase. Par exemple, en employant des techniques d'imagerie cérébrale, on peut constater chez les amoureux en phase passionnelle, quand on leur montre une photo de leur aimé,

5 MANCEAU P., MARICQ A., ZDANOWICZ N., REYNAERT Ch., "Preventing toxicomania and addictive behavior in adolescence", *Psychatria Danubina*, 2013 ; 25 : 109-112.

une activation d'une partie du cerveau (les noyaux caudés droits et le tegmentum ventro-latéral). Plus le souvenir associé avec la photo est agréable plus grande est l'activation. Les mêmes effets sont obtenus chez des toxicomanes qui évoquent leurs drogues ! Le même type de ressemblance mais dans des zones légèrement différentes est obtenu chez les amoureux dont l'aimé est parti ou chez les cocaïnomanes en manque. Ces régions de cerveaux sont celles des voies dopaminergiques et ces zones interviennent dans le modèle du système de récompense-motivation. Les addictions peuvent alors être redéfinies comme un désordre des circuits de motivation, circuits « détournés » par les drogues aimées. L'avantage d'une telle redéfinition est de permettre une co-construction entre biologie et psychodynamique. Un système de motivation-récompense physiologique ne peut en effet que se construire progressivement depuis l'enfance dans le cadre de la plasticité neuronale. Cette construction est dirigée par les expériences relationnelles duelles, familiales puis sociales. Dans le jeu de ces demandes, de leurs acceptations ou de leurs refus, c'est aussi des demandes d'amour et de reconnaissance dont il s'agit. En ce domaine, l'enjeu est surtout la capacité de développer une tolérance aux privations, frustrations et manques de la vie sans (trop) avoir besoin d'une substance antidouleur.

Conclusion

Si l'amour est une voie possible pour penser l'addiction avec la psychiatrie biologique et la psychodynamique, c'est aussi l'ouverture au monde qu'il comprend qui est une arme pour les sevrages[6]. Des petites souris sont rendues dépendantes à la cocaïne. Pour les sevrer, on les divise en deux groupes. Le premier groupe est mis dans une cage sans aucun jeu possible. Un monde fermé, pauvre. Le deuxième groupe est mis dans une cage de même taille mais comprenant une

6 SOLINAS M., CHAUVET C., THIRIET N., EL RAWAS R., JABER M., "Reversal of cocaine addiction by environmental enrichment", *Proceedings of National Academy of Sciences USA*, 2008 ; 105 : 17145-17150.

quantité de jeux (roues, tunnel…). Un monde ouvert, riche. Non seulement le deuxième groupe est beaucoup plus vite sevré mais, lorsqu'on réintroduit de la cocaïne dans les cages, les rechutes sont beaucoup plus rares dans le deuxième groupe.

Chapitre 2 : La grande dépression mais pas pour les firmes

Introduction

Le marché de la dépression représente, depuis les années 1990, un des plus importants pour les firmes pharmaceutiques. De plus ce marché est en croissance continue. D'après l'OMS, la dépression sera, en 2020, la deuxième cause d'incapacité mondiale juste après les maladies cardiovasculaires. La dépression touche pratiquement 20 % des habitants d'un état occidental. Pour donner un ordre de grandeur du budget que cela représente pour un état, en Belgique, le coût total de la dépression est évalué à 1 milliard d'euros par an pour un budget national total de 208 milliards d'euros. Les médicaments ne représentent que 3 % du coût de la dépression, deux tiers des coûts sont indirects. Ces coûts indirects sont générés notamment par un absentéisme au travail quatre fois plus important et par une perte de productivité de 75 %. Les coûts étant beaucoup plus bas avant 1990, cela veut-il dire que la dépression est devenue la maladie de ce début de millénaire ?

Deuil et mélancolie

L'histoire de la dépression est inséparable de l'histoire de la réaction de deuil. Freud est le premier à avoir mis en exergue ce qui sépare mais aussi ce qui unit deuil et dépression[7]. Aujourd'hui encore, même si le DSM a rendu ténue la différence entre deuil et dépression,

7 FREUD Sigmund, *Deuil et mélancolie*, Paris, Payot, 2013.

il reconnaît qu'elle existe. Pour le DSM, un deuil peut avoir les mêmes symptômes qu'une dépression, ce qui les distingue avant tout est un critère de durée : un deuil peut-être considéré comme une dépression s'il dépasse les quinze jours. Certes cette différence est minime, en forçant le trait cela revient à dire que si l'amour de votre vie décède, vous avez quinze jours pour le pleurer pas un de plus... La dépression est définie par une tristesse et/ou une perte d'intérêts ou de plaisir qui surviennent tous les jours pendant au moins quinze jours. Le patient doit également présenter au moins sept symptômes d'une série de neuf. Ces symptômes sont, en dehors de la tristesse et de la perte d'intérêts ou de plaisirs (1 & 2), une perte ou un gain de poids (3), une insomnie ou une hypersomnie (4), une agitation ou un ralentissement psychomoteur (5), une fatigue ou une perte d'énergie (6), un sentiment de culpabilité (7), une difficulté pour penser ou se décider (8), des idées de mort (9). La ressemblance entre deuil et dépression va au-delà de la similitude des symptômes. Freud a montré que lorsque nous risquons de perdre quelque chose qui nous est cher, nous développons des angoisses et que quand cette perte se réalise nous sommes endeuillés. Qu'il s'agisse d'un être aimé ou d'un objet ou de quelque chose de plus immatériel comme une valeur qui nous est chère n'est pas différent. Dans tous les cas, la perte de cet élément qui faisait partie de notre vie, qui faisait une partie de son sens, a disparu. Le travail de deuil est le processus de redéfinition nécessaire pour que nous réinvestissions, ré-aimions notre vie en tenant compte de cette perte. Pour Freud, ce qui fait la différence entre deuil et deuil pathologique est, non pas le délai, mais le fait que l'individu reste fasciné par l'absence due à la perte[8]. C'est toute la différence entre ne plus vivre que dans la mémoire douloureuse d'un être cher disparu ou vivre avec son souvenir qui nous accompagne sans que cela ne nous empêche de croire.

8 FEDIDA Pierre, *L'absence*, Paris, Gallimard, 1991.

Souffrir d'une dépression avant et après le DSM III

La dépression a connu un des bouleversements majeurs lors du passage entre le DSM II et III. Avant le DSM III, la psychiatrie ne connaît pas de « maladie dépressive » avec un seul et unique traitement mais connaît deux types de patients dépressifs. Soit un patient psychotique qui fait un épisode dépressif et qui rentre alors dans le cadre d'une psychose affective, comme le mélancolique délirant ou le maniaco-dépressif. Ce type de trouble nécessite certainement un traitement médicamenteux. Soit il s'agit d'une névrose dépressive et dans ce cas le patient a avant tout besoin d'une psychothérapie. Cette dichotomie a comme désavantage d'exclure des traitements médicamenteux les patients classifiés de névrose dépressive au risque que la douleur morale dont ils souffrent soit telle que l'abord psychothérapeutique est difficile voire impossible. Pire, faute d'une médication, le patient peut s'aggraver avec un risque suicidaire important (70 % des dépressifs ont des idées suicidaires, tous ne présentent pas forcément un risque grave). La nouvelle classification en introduisant des troubles de l'humeur indépendants de la personnalité névrotique a eu donc comme mérite de sortir ces patients d'une double étiquette (non seulement dépressif mais en plus névrosé) et de leur donner accès aux antidépresseurs sans plus devoir entrer dans la classe des psychotiques. Cette réorganisation nosographique peut donc être considérée soit comme un grand pas en avant dans les processus de déstigmatisation et d'élargissement de l'accès aux soins, soit comme la création d'un énorme marché pour des médicaments comme le Prozac® qui venait justement d'apparaître...

Dans les effets collatéraux de ce changement de nomenclature il fallait encore décider ce que devenait la vieille « névrose dépressive ». Celle-ci est requalifiée de dysthymie, ce qui en fait une sorte de dépression chronique et ce jusqu'au DSM IV R. Avec le DSM 5, la coexistence de deux statuts de chronification si voisins paraît trop compliquée et, pour une fois, une simplification apparaît dans le DSM : la dysthymie disparaît pour être confondue avec la dépression chronique. Il faut dire que la dysthymie avait donné naissance à une originalité diagnostique savoureuse puisqu'un patient présentant une dysthymie devait, s'il s'aggravait et répondait à nouveau au diagnostic d'épisode dépressif majeur, être codé de « double dépression ». Personne n'a vraiment une représentation de ce que veut dire être « doublement dépressif ».

Penser la dépression depuis 1987

Trois grandes limites au concept de la dépression, comme il est théorisé depuis le DSM III, ont été soulevées. La première est le manque de rigueur dans le nombre de symptômes nécessaires au diagnostic. Le fait qu'il faut sept symptômes sur neuf a été fixé de manière purement arbitraire[9]. La deuxième critique porte sur la façon dont les échelles de sévérité ont été construites. Ces échelles ont différentes utilités. Dans la recherche, elles servent à démontrer l'efficacité d'un antidépresseur mais elles devraient également servir en pratique quotidienne à évaluer la sévérité de la dépression pour prescrire un antidépresseur. Un antidépresseur n'a, en effet, une efficacité que dans les formes graves de dépression. L'échelle la plus connue est celle de Hamilton[10]. Il s'agit d'un questionnaire d'une vingtaine de questions fermées. Les réponses sont à choisir dans une liste comprenant, suivant les questions, au maximum cinq possibilités. À chaque question un score de zéro à quatre points est attribué. À la fin de la passation, l'examinateur additionne les points pour obtenir un score global. Plus le score est élevé, plus la dépression est sévère. Dans la version à dix-sept questions, un score total de dix à treize points indique une dépression légère, de quatorze à dix-sept modérée et la dépression est « grave » à partir de dix-huit points. Deux éléments ont été beaucoup débattus. D'abord il est pratiquement impossible d'obtenir un score égal à zéro point ne serait-ce qu'à cause de la seizième question. À cette

9 DEMAZEUX Steeves, *Qu'est-ce que le DSM ?*, Paris, Ithaque, 2013.

10 HAMILTON Max, " A rating scale for depression ", *Journal of neurology neurosurgery and psychiatry*, 1960 ; 23 : 56-63.

question, le patient doit dire s'il reconnaît être déprimé. S'il ne le reconnaît pas, un score de deux points est attribué. Pour obtenir un zéro à cette question, quelqu'un de non dépressif doit donc dire qu'il est dépressif. La deuxième critique est qu'il n'y a pas eu d'étude portant sur la pondération des questions entre elles. On additionne des points issus de sentiment de culpabilité avec d'autres provenant de difficultés de sommeil, de perte de poids... tout cela sans savoir si un symptôme est plus important qu'un autre. Cela revient à autoriser les enfants à additionner des pommes et des poires entre elles. Enfin la troisième critique porte plus sur les fondements de la classe diagnostique. Le trouble dépressif appartient à la classe des troubles de l'humeur. Le concept d'humeur, au Siècle des lumières, recouvre en fait deux dimensions différentes : la qualité de l'humeur et la quantité d'énergie vitale. Il ne s'agit pas que d'être de « bonne » humeur, il s'agit aussi d'avoir de l'énergie. Cette dimension a eu tendance à disparaître mais se retrouve encore dans le cinquième et sixième symptômes de second rang (une agitation ou un ralentissement psychomoteur (5), une fatigue ou une perte d'énergie (6)). Un patient qui, aujourd'hui, dirait qu'il n'est pas triste mais seulement qu'il n'a plus d'énergie pour faire des choses qui lui plaisent ne pourrait être diagnostiqué de dépressif. Cette perte de substance outre de dénaturer le concept de dépression serait aussi à l'origine de l'apparition de nouveaux syndromes tels que le syndrome de fatigue chronique[11].

Antidépresseur ou psychothérapie ?

Le succès des antidépresseurs a participé à la remise en cause de l'utilité des psychothérapies ou, au moins, de leur efficacité. Pour la première fois de larges études chiffrées montraient qu'une médication pouvait, dans les formes graves de dépression, « guérir »

11 LECLEF H., JANNE P., ZDANOWICZ N., REYNAERT Ch., LEJEUNE D., « *États dépressifs et syndrome de fatigue chronique : old wine in a new bottle ?* », *Louvain Médical*, 1997 ; 116 : 43-54.

en six mois et à un coût nettement plus faible qu'une psychothérapie interpersonnelle. Contrairement à ces résultats théoriques et avec trente ans de recul, la situation est plus nuancée. Les patients admis dans les études sont tellement sélectionnés et les conditions de suivi si différentes de la réalité quotidienne des soins, que si le taux d'efficacité d'un antidépresseur est de 70 % dans les études randomisées, dans la réalité il n'est que de 40 %. De plus, certaines études montrent que le risque de présenter un deuxième épisode dépressif est plus grand chez les patients traités seulement par antidépresseur par rapport à ceux traités avec, en plus, une psychothérapie[12]. Plutôt qu'un argument pour les traitements combinés, les tenants du « tout aux antidépresseurs » y voient un argument pour dire qu'une fois qu'un patient a fait une dépression, il faut maintenir le traitement à vie. D'autant que le risque de présenter un deuxième épisode dépressif est déjà en soi supérieur au risque de présenter le premier. Dans les années 1990, certains pensent même qu'un diagnostic de « fragilité dépressive » est possible dès l'enfance, notamment grâce aux antécédents familiaux et que ces jeunes doivent être traités préventivement dès cet âge et jusqu'à leur mort[13]. Aujourd'hui il existe des arguments en faveur d'un abord combiné antidépresseur-psychothérapie même si en pratique courante cela ne s'est pas imposé. Le premier argument est que l'on sait qu'il n'y a que 40 % des patients qui répondent à un antidépresseur, que 40 % des patients qui répondent à une psychothérapie seule mais que si on associe les deux traitements on obtient 70 % de répondeurs[14].

12 SCOTT J., PALMERR S., PAYKEL E., TEASDALE J., HAYHURST H., "Use of cognitive therapy for relapse prevention in chronic depression, cost-effectiveness study", *Journal of Consulting and Clinical Psychology*, 2001 ; 69 : 347-357.

13 ECNP, *Jerusalem*, Abstract book of the VII congressof the European College of NeuropsychoPharmacology, 1994.

14 KELLER M., McCULLOUGH J., KLEIN D., ARNOW B., DUNNER D., GELENBERG A., MARKOWITZ J., NEMEROFF C., RUSSELL J., THASE M., TRIVEDI M., BLALOCK J., BORIAN F., JODY D., DEBATTISTA C., KORAN L., SCHATZBERG A., FAWCETT J., HIRSCHFELD R., KEITNER G., MILLER I., KOCSIS J., KORNSTEIN S., MANBER R., NINAN P., ROTHBAUM B., RUSH J., VIVIAN D., ZAJECKA J., "A Comparison of Nefazodone, the Cognitive Behavioral-Analysis System of Psychotherapy, and Their Combination for the Treatment of Chronic Depression", *The New England journal of Medicine*, 2000 ; 342 : 1462-1470.

Le nombre de rechutes est moins grand et le risque suicidaire plus limité. En effet, on sait que les antidépresseurs augmentent le risque suicidaire durant les premiers quinze jours et ce même si à plus long terme ils le diminuent significativement par comparaison à une population non traitée. Si durant cette période le patient a entamé une psychothérapeutique, on limite cet accroissement du risque. Malheureusement, cette technique est plus chère et plus lourde. Il ne faut pas seulement avaler un comprimé, il faut en plus trouver du temps pour aller chez un psychothérapeute régulièrement et le payer plus cher que le comprimé.

En conclusion – La taille du filtre

Comme la dépression génère des coûts énormes et que son incidence ne va faire qu'augmenter jusqu'en 2020, un des enjeux majeurs est d'essayer d'enrayer cette épidémie. Une des solutions est de modifier le seuil de sensibilité des critères diagnostiques. En les resserrant, en les rendant plus stricts, il y aura moins de dépressifs. Si dorénavant il faut neuf symptômes sur neuf, on diminue le nombre de patients répondant aux critères. Certes le raisonnement est un peu fou, il revient à penser qu'en diminuant le nombre de médecins, quitte à créer des zones de pénuries, on diminuera les nombres de malades. Une autre position, en ce qui concerne la prescription des antidépresseurs, serait d'être plus exigeant sur le niveau de dépression. En effet, les antidépresseurs ne sont efficaces que s'il s'agit d'une dépression grave or la majorité des dépressions sont légères à moyennes et traitées par antidépresseurs. La meilleure illustration de cette sur-prescription a lieu chez les adolescents. Avant 1990, rares étaient les adolescents qui recevaient un antidépresseur. Les raisons étaient notamment la lourdeur du traitement due aux importants effets secondaires et le fait qu'il fallait plusieurs prises par jour, ce qui est souvent difficile à obtenir surtout chez des patients jeunes. Ces deux facteurs limitaient la prescription aux jeunes mais, avec la génération Prozac®, ses effets secondaires moins handicapants et une prise unique, on a vu le nombre d'adolescents mis sous antidépresseur augmenter de 300 % entre 1990 et 2004[15] [16] [17] [18]. Cette généralisation de la prescription aux adolescents est certainement due, d'une part, à la peur des médecins de voir un adolescent se suicider et, d'autre part, à la difficulté du diagnostic chez les jeunes[19]. Durant cette période, aux États-Unis, la mortalité par suicide a d'ailleurs décru dans cette tranche d'âge. La difficulté du diagnostic à l'adolescence tient au fait que si peu de jeunes adolescents présentent des symptômes dépressifs, de nombreux grands adolescents présentent beaucoup de symptômes dépressifs. Chez les jeunes adolescents, il est donc facile de repérer l'adolescent réellement dépressif, par contre chez les plus âgés, il faut être un fin diagnosticien pour trouver, parmi tous ceux qui présentent de tels symptômes lequel peut être vraiment qualifié d'épisode dépressif majeur sévère[20]. Tout se passe comme si, faute de pouvoir faire le tri, beaucoup sont mis sous antidépresseurs au nom d'un principe de précaution. Comme pour les adolescents, dont l'exemple est extrême, il est à craindre que trop de patients portent le diagnostic de dépression sans vraiment « mériter » un antidépresseur. La dépression est avant tout une redéfinition personnelle aux périodes de grand changement comme l'adolescence ou le deuil. Le critère qui consiste à dire « qu'il faut au moins quinze jours de symptômes » n'est pas un critère assez

---

15 MA J., VAN LEE K., STAFFORD R., "Depression treatment during outpatient visits by U.S. children and adolescents", *Journal of Adolescence Health*, 2005 ; 37 : 434-42.

16 SKAER T., SCLAR D., ROBISON L., "Trends in prescriptions for antidepressant pharmacotherapy among US children and adolescents diagnosed with depression, 1990 through 2001 : An assessment of accordance with treatment recommendations from the American Academy of Child and Adolescent Psychiatry", *Clinical Therapeutics*, 2009 ; 31 : 1478-1487.

17 MENG X., D'ARCY C., TEMPIER R., "Long-term trend in pediatric antidepressant use, 1983-2007 : a population based study", *Canadian Journal of Psychiatry*, 2014 ; 59 : 89-97.

18 ZITO JM., SAFER DJ., DOSREIS S., GARDNER JF., SOEKEN K., BOLES M., LYNCH F., "Rising prevalence of antidperessnts among US youth", *Pediatrics*, 2002 ; 109 : 721-7.

19 JADOUL E., ZDANOWICZ N., REYNAERT Ch., « La détresse du médecin face aux menaces de suicides de l'adolescent : repères pour l'évaluation du risque suicidaire », *Louvain Médical*, 2003 ; 122 : 398-404.

20 ZDANOWICZ N., TORDEURS D., REYNAERT Ch., « Vécu dépressif normal et pathologique à l'adolescence », *Neurone*, 2002 ; 6 : 153-157.

sensible pour faire la différence entre ceux qui ont des difficultés à franchir cette étape et ceux qui y restent bloqués[21]. Ne devraient pourtant être considérés comme « malades » que ces derniers.

21 ZDANOWICZ N., COREMANS E., REYNAERT Ch., "Depression at adolescence", *Journal of European College of Neuropsychopharmacology*, 2002 ; 12 : 173.

Chapitre 3 : Trop de bipolarité nuit à la bipolarité

Introduction – La bipolarité fait son cinéma

Tous bipolaires ? Telle est la question que l'on peut légitimement se poser face à l'inflation de l'utilisation de ce terme dans les dîners mondains. Même Hollywood s'est emparé de ce diagnostic pour en affubler plusieurs de ses personnages. Ainsi, le héros du film *Happiness Therapy*, Pat Solitano, interprété par Bradley Cooper est bipolaire. Après huit mois dans un hôpital psychiatrique, il se retrouve dans l'obligation d'emménager chez ses parents. C'est là qu'il va rencontrer Tiffany interprétée par Jennifer Lawrence, oscarisée pour ce rôle ; notons au passage que, de toute évidence, Tiffany souffre, elle, d'une instabilité mentale évoquant un trouble borderline également appelé état limite (cfr chapitre 5.5). Une autre bipolaire célèbre, issue cette fois de la très populaire série télé *Homeland* dont on dit qu'elle est la préférée du Président Obama, est l'agent de la CIA Carrie Mathison, dont le rôle est interprété par Claire Danes. Au début des années 1990, alors qu'elle s'appelait encore psychose maniaco-dépressive, la bipolarité avait été mise en scène dans le film *Mister Jones* dont le rôle principal était interprété par Richard Gere. Par-delà la fiction, de nombreux artistes et personnages célèbres se voient rétrospectivement diagnostiqués bipolaires. L'alternance de phases d'exaltation dites maniaques avec des phases normales et des phases de dépression profonde, caractéristique des troubles bipolaires, semblerait favoriser la créativité. De nombreux artistes dans des domaines variés ont été, sur base de leur biographie, « étiquetés » bipolaires. Parmi les peintres sont souvent cités Van Gogh, Munch, Monet ainsi que

Gauguin, Modigliani, Matisse et Pollock. Parmi les écrivains, il est courant d'évoquer la bipolarité d'Agatha Christie, Musset, Baudelaire, Zola, Tolstoï, Dickens, Gary et Hemingway, pour ne citer qu'eux. Les compositeurs ne sont pas en reste, pas plus que les musiciens et chanteurs. C'est ainsi que sont « diagnostiqués » Chopin, Rossini, Haendel, Mahler, Berlioz, Schumann mais également, plus près de nous et dans un autre style Courtney Love, Kurt Cobain, Jimmy Hendrix, Léonard Cohen, Ozzy Osbourne, Paul Simon, Ray Charles, Peter Gabriel et Sting... parmi bien d'autres. On retrouve aussi des bipolaires parmi les acteurs et réalisateurs de films. Pour n'en citer que quelques-uns, Tim Burton, Francis Ford Coppola, Audrey Hepburn, Ben Stiller, Gary Grant, Drew Barrymore, Marlon Brando et, toujours parmi bien d'autres, Catherine Zeta-Jones qui s'est longuement répandue dans les médias à propos de la maladie dont elle souffre. Enfin, d'autres personnages célèbres hors des milieux artistiques semblent avoir souffert de troubles de l'humeur tels Napoléon, Lincoln, Churchill, Nietzsche et même Freud. Depuis quelques années, tout porte à croire que nous faisons face à une épidémie de bipolarité[22]. Ce trouble n'affecterait plus uniquement qu'un petit pourcentage de la population dont de nombreux artistes mais semble s'étendre au fil du temps, à toutes les couches de population y compris, depuis le DSM IV, les enfants. Mais au fond, qu'est-ce qu'un trouble bipolaire ?

Des limites floues...

Les troubles bipolaires, appelés aujourd'hui « troubles du spectre bipolaire », représentent une catégorie de troubles caractérisés par des fluctuations anormales et cycliques de l'humeur. Ils se traduisent par l'alternance de phase d'excitation – les états maniaques – et de phases de ralentissement – les états dépressifs, dont la forme la plus sévère est la mélancolie, le tout entrecoupé de périodes de relative stabilité. Avant l'apparition du DSM III en 1980, on ne parlait guère, à leur

22 HEALY David, "The latest mania : selling bipolar disorders", *PLoS Medicine*, 2006 ; 3 : 441-444.

sujet, que de PMD pour psychose maniaco-dépressive. Depuis, à la faveur des différentes révisions du DSM, de nouvelles variantes de ce trouble ont été décrites, en fonction des variantes cliniques des caractéristiques de l'humeur. C'est précisément cette extension du domaine du diagnostic assortie d'une diminution de la sévérité des critères d'inclusion qui fait polémique aujourd'hui. Là où certains perçoivent un peu naïvement une meilleure reconnaissance d'un trouble psychiatrique aux contours autrefois flous, d'autres dénoncent une forme grave et tragique de médicalisation de nos émotions et de psychiatrisation des faits sociaux, pointant du doigt l'industrie pharmaceutique, « big pharma » qui n'aurait de cesse d'inventer de nouvelles maladies calibrées pour faire vendre leurs nouveaux médicaments. Toutefois, au-delà de la polémique, le principe de fluctuation de l'humeur est reconnu depuis l'Antiquité, notamment dans la Grèce antique. C'est au XIXe siècle et au début du XXe siècle de notre ère, soit à l'époque de la naissance de la psychiatrie moderne, que ce trouble a été décrit sous une forme se rapprochant de celle que l'on connaît aujourd'hui. Ainsi, au début du XIXe siècle, en France, Jean-Pierre Farlet qui a travaillé avec Philippe Pinel, considéré par les historiens comme le père de la psychiatrie moderne, a publié un article inaugural sur « la folie circulaire », appelé par d'autres « folie à double forme ». C'est à Kraepelin, au début du XXe siècle, que l'on doit la terminologie actuelle ou du moins celle qui a prévalu jusqu'à l'aube des années 1980. Dès 1915, il a décrit les critères diagnostiques de la folie maniaco-dépressive, rapidement rebaptisée psychose maniaco-dépressive. Le terme de trouble bipolaire, lui, n'entre dans le langage commun qu'en 1980 en faisant son apparition dans le DSM III. Au fur et à mesure des versions ultérieures, les critères diagnostiques se sont assouplis et d'autres troubles ont rejoint le spectre bipolaire comme les troubles bipolaires de type II, la cyclothymie et les troubles bipolaires chez l'enfant. Bref, au fil des années, de la mélancolie à la manie en passant par la cyclothymie, l'hyperthymie et l'hypomanie, il y en a vraiment pour tout le monde. Cette diversification des formes de troubles bipolaires induit une augmentation épidémique de ceux-ci au fil des années et des DSM passant de 1 % en 1980 à 5 % voire 8 % de nos jours. Chez les adolescents, l'accroissement est de 40 % en dix ans ! Il faut dire que chez eux, si jusqu'au DSM II il est reconnu qu'un adolescent peut présenter une PMD, soudain, avec la publication du DSM III, le diagnostic n'est plus admis. Ceci amène, jusque dans les années 1990, un sous-diagnostic du trouble chez les adolescents qui passe à une prévalence de 0 %. Les pédopsychiatres vont revenir sur ce point de vue et même inventer des critères diagnostiques beaucoup plus larges que pour les adultes. Entre les années 1994 et 2003, on assiste alors à une « épidémie » de diagnostics de troubles bipolaires chez les jeunes[23].

S'il convient d'être vigilant à l'excès de diagnostics d'un trouble psychiatrique socialement fort stigmatisant, il faut résister à jeter le bébé avec l'eau du bain en ne refusant pas de reconnaître et de traiter correctement les personnes souffrant d'un trouble bipolaire. Quels sont dès lors les symptômes permettant de reconnaître ce diagnostic ?

Ou des limites claires...

Tout d'abord, si les troubles bipolaires existent bel et bien, tout ce qui fluctue en termes d'humeur n'est pas nécessairement bipolaire[24]. Poser un tel diagnostic implique d'éviter deux écueils, les faux positifs ou diagnostic par excès et les faux négatifs où le trouble bien réel n'est pas diagnostiqué. Synonyme de trouble maniaco-dépressif, le trouble bipolaire est un trouble de l'humeur, soit une affection qui touche en premier lieu « notre état d'âme ». Les deux composantes essentielles d'un trouble bipolaire sont les « hauts » appelés phase maniaque et hypomaniaque pour les formes atténuées et les « bas » appelés dépression bipolaire. Pour faire simple, être maniaque, c'est être désespérément à la recherche d'une vie grandiose, être excessif

23 ZDANOWICZ N., JACQUES D., TORDEURS D., REYNAERT Ch., "Bipolar Disorders in Adolescents" in M.C. BESAG Frank, *Cutting Edge Psychiatry in Practice : The Management of Bipolar Spectrum Disorder*, Lutton, SEPT, 2013.

24 TAWIL Sami-Paul, *Le miroir de Janus*, Paris, Robert Laffont, 2002.

en tout et tenter de brûler sa vie par les deux bouts. Concrètement, les symptômes de la manie sont les suivants : euphorie, mégalomanie, logorrhée, impulsivité, libido excessive, témérité, réduction du temps de sommeil, le tout associé à des troubles cognitifs tels que fuite des idées, distractibilité, désorganisation, trouble de l'attention et confusion. Parfois s'ajoute au tableau des troubles comportementaux : anxiété, irritabilité, hostilité, violence et suicide. Dans les formes sévères, on décrit également des idées délirantes et des hallucinations. L'hypomanie représente, elle, une forme atténuée de manie moins perturbatrice de la vie quotidienne du patient. La présence d'un état maniaque franc signe l'existence d'un trouble bipolaire de type I. Quant à la présence d'un état hypomaniaque, elle peut soit annoncer l'une ou l'autre phase d'un trouble bipolaire de type I, soit traduire l'existence d'un trouble bipolaire de type II, forme atténuée du précédent où prédomine la récurrence d'épisodes dépressifs. Pour pouvoir parler de trouble bipolaire, il faut qu' au cours de son histoire médicale, le patient ait présenté au moins un épisode maniaque pour le type I ou hypomaniaque pour le type II. Après les hauts : les bas. La dépression bipolaire recouvre les symptômes classiques de la dépression simple dite unipolaire. Toutefois, certaines caractéristiques permettent de distinguer les deux formes de dépression. Ainsi, à la différence de la dépression simple, la dépression dite bipolaire touche autant les hommes que les femmes. Elle survient entre l'adolescence et la trentaine et commence plutôt soudainement. Les épisodes sont très nombreux peuvent durer de trois à six mois. On observe plutôt un ralentissement, une grande fatigue et une augmentation du temps de sommeil que de l'agitation et de l'insomnie. Le risque suicidaire est important. Chez la femme, on retrouve souvent des épisodes de dépression du post-partum, ou des dépressions sévères après accouchements différents, du « baby blues ». Enfin, ces patients ont souvent des membres de leur famille qui ont souffert d'un trouble bipolaire. Une fois les phases décrites, reste à savoir comment évolue le trouble bipolaire au cours d'une vie. Si cette évolution est à chaque fois singulière et non prévisible a priori, les spécialistes s'accordent à situer le début de la maladie entre la fin de l'adolescence et la trentaine. Le risque de nouveaux épisodes est de 50 % en cas de traitement adéquat et scrupuleusement suivi. Ce risque passe à 80 % en cas de prise irrégulière du traitement. Le nombre moyen d'épisodes au cours d'une vie peut varier entre trois et cinq épisodes par tranches de dix années. Un patient sur quatre fera une tentative de suicide et un sur dix se suicidera. Le rétablissement fonctionnel, c'est-à-dire la reprise d'une vie sociale active, survient souvent bien plus tard que la disparition des symptômes. De plus, chaque rechute peut induire une diminution progressive de la qualité du rétablissement. Dans 40 % des cas, les troubles bipolaires sont associés à une dépendance à l'alcool. Pas besoin de faire un dessin, le trouble bipolaire, surtout de type I, est une maladie à ne pas prendre à la légère et dont les conséquences sont non seulement personnelles mais également familiales et sociales.

Une maladie génétique à traiter par médicaments

Avant d'aborder la question du traitement et de la prise en charge, il convient d'évoquer l'origine de ce trouble. Comme toujours en psychiatrie, il faut rester prudent en matière d'étiologie. Dans le cas des troubles bipolaires, celle-ci est multifactorielle avec à l'évidence, particulièrement pour les troubles de type I, l'existence d'une vulnérabilité génétique et neurobiologique couplée à la présence de facteurs environnementaux personnels, relationnels et psycho-sociaux. Plus on s'éloigne de la forme classique de type I, moins l'empreinte génétique est présente et plus il convient d'être prudent dans la formulation d'un diagnostic au risque de pécher par excès. Cette dimension génétique fait souvent peur aux patients et à leur famille. La crainte la plus souvent exprimée par les patients en consultation porte sur la transmission de la maladie à leurs enfants. Nous leur expliquons que bien que partiellement héréditaire, l'origine du trouble est multifactorielle et recouvre encore beaucoup d'inconnues. Il n'y a pas de transmission héréditaire directe de la maladie comme dans le cas de l'hémophilie, il s'agit plutôt de la transmission de certains facteurs de fragilité qui auront ou non une influence sur le devenir des enfants en fonction de ce que sera leur parcours de vie. Quoi qu'il en soit, le fait qu'il y ait une base génétique au trouble n'implique pas que la personne qui souffre d'un trouble bipolaire doive être réduite à sa maladie. Dans notre esprit, il ne s'agit jamais d'un ou d'une patient(e) bipolaire mais bien d'une personne qui souffre mais qui ne se réduit pas à ce trouble, qui a une vie, une histoire, une famille, des désirs, des besoins et des attentes. Ceci est d'autant plus important que la prise en charge de ce type de trouble ne se résume pas à ses aspects les plus spectaculaires à savoir la correction des phases maniaques et dépressives mais bien plus à maintenir une stabilité durable permettant aux patients et à leur entourage de mener à bien leurs projets de vie. Ceci nous permet d'énoncer les trois principes de base du traitement des troubles bipolaires[25]. Premièrement, le traitement ne sera jamais ou médicamenteux ou psychothérapeutique mais toujours médicamenteux et psychothérapeutique. Deuxième principe, afin de permettre au patient et à ses proches de mener une vie la moins exposée possible aux rechutes et à l'emballement de l'humeur, il conviendra d'axer le travail thérapeutique sur le maintien de l'équilibre de l'humeur et la prévention des rechutes tant maniaques que dépressives. Troisième principe, on ne traite pas un diagnostic mais une personne. Forts de ces principes de base, nous allons passer en revue, sans entrer dans les détails, les différents traitements médicamenteux et psychothérapeutiques des troubles bipolaires. La base du traitement pharmacologique repose sur la prescription de médicaments appelés régulateurs de l'humeur. Ces médicaments sont indispensables et incontournables dans la prise en charge de la maladie. Le plus connu et le plus ancien des régulateurs de l'humeur est le lithium. Si ce produit est indéniablement le plus efficace et le précurseur, il n'est malheureusement pas dénué d'effets secondaires. C'est la raison pour laquelle il est de plus en plus souvent supplanté par d'autres médicaments issus de la famille des antiépileptiques dont on s'est rendu compte au fil des années que certains d'entre eux étaient efficaces pour réguler l'humeur. Plus récemment, certains neuroleptiques de nouvelle génération semblent également à même de réguler l'humeur. C'est du moins ce que les firmes pharmaceutiques qui les produisent

25 SCHEPENS Pierre, « Les troubles bipolaires : de la polémique à la clinique », *La revue de médecine générale,* 2011 ; 282 : 140-145.

tentent de nous démontrer avec de nombreuses études cliniques à l'appui. Il est vrai que cette nouvelle indication, surtout dans l'acceptation plus large des troubles bipolaires, représente encore une possibilité d'étendre le champ de prescription de ce type de médicaments. Lorsque le traitement de stabilisation de l'humeur ne suffit pas, l'équilibre fragile se rompt et le patient peut rentrer soit dans une phase de manie ou de dépression. Les cycles pourront être parfois courts ou ultra-courts et parfois le tableau sera « mixte », la phase maniaque s'accompagnant de symptômes dépressifs. La prise en charge de la phase maniaque est souvent délicate car, perdu dans ses rêves de grandeur, le patient est rarement demandeur de soins, à la différence de l'entourage qui souvent s'épuise à tenter d'enrayer cet état d'exaltation. Dans les cas les plus graves, il faudra parfois avoir recours à la contrainte via la justice pour imposer aux patients une prise en charge. Le traitement médicamenteux des phases maniaques consiste essentiellement en la prescription de neuroleptiques de nouvelle génération. Dans la dépression bipolaire, on utilisera plus facilement les stabilisateurs de l'humeur, singulièrement une molécule issue de la classe des antiépileptiques, la lamotrigine. Quant aux antidépresseurs, un débat non encore clos agite les milieux académiques. Au cœur de ce débat, le risque que certains antidépresseurs puissent en quelque sorte trop bien corriger l'état dépressif en induisant une nouvelle déstabilisation mais cette fois vers le haut. En pratique, les antidépresseurs sont toutefois largement prescrits avec une préférence pour les médicaments de la famille du « Prozac® » ainsi que d'autres molécules plus récentes moins susceptibles d'induire un état maniaque. Ces traitements médicamenteux s'inscrivent dans le cadre plus large d'une prise en charge globale à visée également psychothérapeutique et psychosociale. Parmi les prises en charge psychothérapeutiques, nous incluons et couplons des interventions individuelles, familiales et sociales centrées non seulement sur la maladie et ses conséquences mais également sur le vécu personnel du patient dont nous rappellons encore une fois qu'il ne se réduit pas à ses symptômes. À ce titre, les thérapies d'orientation psychanalytique ont tout à fait leur place à côté des approches plus centrées sur la maladie comme le sont les thérapies cognitivo-comportementales, les approches motivationnelles ainsi que la psychoéducation. Vu l'important retentissement familial et social de cette pathologie, les prises en charge familiales s'imposent et doivent s'accompagner d'une information sur la maladie sans pour autant, une nouvelle fois, isoler le facteur maladie des autres paramètres rentrant en compte dans la dynamique familiale. Enfin, il est souvent pertinent d'orienter les patients et leur entourage vers des associations d'usagers comme il commence à en exister de plus en plus.

Ni banalisation ni exagération

De ce qui précède, nous retiendrons que les troubles bipolaires représentent un spectre de pathologies particulièrement invalidantes et stigmatisantes tant pour les patients que pour leurs proches. Les diagnostics sont souvent tardifs et pêchent soit par excès soit par défaut. S'il convient d'être vigilant face à la contagion sociale de ce diagnostic et à son extension à l'enfance et à l'adolescence que nous considérons personnellement comme choquantes, il convient également de pouvoir identifier et de prendre en charge le plus rapidement possible ce type de troubles. Le traitement devra s'inscrire dans la durée et être mixte, à la fois psychothérapeutique et médicamenteux. Il aura pour objectif de maintenir tant que faire se peut une stabilité de l'humeur optimale pour chaque patient, seule garantie pour ce dernier de mener une vie libérée des conséquences médicales et fonctionnelles de ses fluctuations de l'humeur. Enfin, une telle prise en charge devra nécessairement impliquer l'entourage familial du patient ce qui implique de ne pas renoncer à faire l'effort de comprendre le maniacodépressif au profit d'une approche visant uniquement à contrôler une maladie qui serait uniquement biologique. Comme le rappelle Darian Leader dans son remarquable ouvrage *Bipolaire, vraiment ?*, il convient pour cela de remettre la vie du sujet maniacodépressif dans son contexte, d'analyser le détail de ses phases hautes et basses et surtout de résister à l'option trop facile du recours généralisé à l'argument biologique. Bref, comme le souligne Darian Leader[26], de revenir à une approche plus ancienne

26 LEADER Darian, *Bipolaire, vraiment ?*, Paris, Albin Michel, 2014.

et surtout plus humaine de la maniaco-dépression qui se penche sur la singularité de chaque situation clinique individuelle afin de donner au patient une chance de pouvoir assumer, dans son histoire, ce qui peut être assumé et de trouver une manière de vivre avec ce qui ne peut pas l'être.

Chapitre 4 : 600 % de TDAH de plus en moins de dix ans

Introduction

Même avec la déstigmatisation des troubles psychiatriques, « être en psychiatrie » reste honteux. Trois troubles échappent à cette honte : le stress post-traumatique (cfr chapitre 5.6), avoir un enfant souffrant d'un HP (haut potentiel intellectuel – mais ce diagnostic n'existe pas dans le DSM) ou d'un TDAH (trouble de déficit de l'attention avec ou sans hyperactivité). Ce diagnostic est certes moins enviable que les précédents mais il est néanmoins assez couru pour les enfants en situation d'échec scolaire. Outre le fait qu'un tel diagnostic laisse croire qu'il va suffire d'une pilule pour accéder à la réussite scolaire, l'origine biologique du trouble épargne les adultes de toute remise en cause. Aujourd'hui, le TDAH est entendu comme un désordre biologique qui, depuis le DSM 5, peut s'étendre à l'âge adulte et pour lequel il existe un traitement « simple » : les dérivés amphétaminiques. Est-ce vraiment aussi simple ?

Le TDAH, un trouble du neuro-développement ?

Si les homosexuels ont bénéficié avec le DMS III d'une dé-psychiatrisation, les jeunes, eux, ont été massivement psychiatrisés. En effet, jusqu'à cette date, avec les travaux d'Erickson[27] sur la crise d'adolescence, on considère qu'il existe une crise « normale ». Seule

27 ERIKSON Erik Homburger, *Adolescence et crise*, Paris, Flammarion, 1972.

une partie des adolescents en crise de construction d'identité sont « pathologiques ». Pour rendre compte de cette crise « normale », il existe dans le DSM II trois niveaux de gravité.

Le premier niveau est celui des « troubles situationnels transitoires ». C'est la crise d'adolescence « normale ». Il s'agit de n'importe quelle expression symptomatique, pour peu qu'elle soit transitoire et réactionnelle aux stress survenant lors du passage d'une étape de la vie.

Le deuxième niveau de gravité est constitué par les « troubles du comportement de l'enfance et de l'adolescence ». Ce qui distingue ces troubles des précédents est qu'ils doivent être plus stables, plus structurels (c'est-à-dire plus imbriqués dans la construction de la personnalité du jeune) et donc plus résistants.

Le troisième niveau de gravité renvoie à la classification des adultes. Ici on considère que le trouble est aussi installé que celui qu'on observe chez l'adulte.

Le DSM III a apporté des contraintes à cette évaluation de la gravité. Tout d'abord les troubles transitoires réactionnels (la « crise d'adolescence ») disparaissent et deviennent les troubles de l'adaptation. Ces troubles ne sont plus liés aux passages des tranches de vie mais à un stress psychosocial et l'adolescence en tant que telle n'en est pas un. En outre, la symptomatologie ne peut plus être que partielle par rapport au trouble complet de l'adulte. Cela revient à dire que si un adolescent présente un épisode dépressif, il ne faut pas se demander si ce trouble est réactionnel à l'adolescence mais le considérer comme celui de l'adulte. Il appartient d'emblée au troisième niveau de gravité, nécessite le même traitement que celui de l'adulte avec a priori le même pronostic.

Le deuxième niveau de codage est également profondément modifié. En effet, les troubles du « comportement de l'enfance et de l'adolescence » du DSM II disparaissent et laissent place aux « troubles apparaissant durant la première et la deuxième enfance ou l'adolescence ». Si la définition du DSM II laisse la liberté au clinicien d'inclure des tableaux tels qu'on peut les trouver à l'âge adulte, ce n'est désormais plus possible. Il n'existe plus dans cette catégorie qu'une série de troubles spécifiques tels le TDAH. De plus, alors que dans le DSM II tous les diagnostics sont accompagnés du qualificatif « réaction » (réaction hyperkinétique...), celui-ci disparaît dans le DSM III. Avec le DSM 5, il existe même des relents du XIXe siècle puisque les troubles de l'enfance et de l'adolescence sont maintenant rangés dans une nouvelle classe : les « troubles neuro-développementaux ». Cette appellation rappelle furieusement les jugements de valeur de Broussais (cfr chapitre 2) qui décrit les adolescents malades comme des « garnements de 14-15 ans souffrant d'un développement imparfait de l'encéphale ». En résumé, on peut dire que si le DSM II connaissait surtout des adolescents en crise, le DSM 5 ne connaît plus que des adolescents malades.

Le TDAH, un trouble de la performance scolaire

Les premières descriptions de l'hyperkinésie datent de 1945. À la suite d'encéphalites, des enfants développent des symptômes hyperkinétiques attribués à des lésions cérébrales post-encéphaliques minimes. Ce qualificatif de « minime » veut dire, mais en terme choisi, qu'il n'existe aucune explication organique à ces symptômes. Avec le DSM II, les « lésions minimes », disparaissent et le TDAH devient « réactionnel ». Dans les versions suivantes du système DSM (III et III R), les critères diagnostiques évoluent en soulignant qu'il n'y a pas que de l'hyperkinésie mais également deux autres dimensions : de l'inattention et de l'impulsivité. Toutefois, dès la version IV, l'hyperactivité est associée à l'impulsivité construisant ainsi un trouble à deux dimensions : « hyperactivité-impulsivité » d'un côté et « inattention » de l'autre. Le problème de l'évaluation de l'attention est qu'il existe un continuum entre attention et inattention rendant la formulation de critères catégoriels compliquée. Il est certes plus facile de dire si un enfant est turbulent ou non, s'il se comporte bien ou non, que s'il est plus ou moins attentif. À partir du DSM III, la transformation d'une maladie initialement mi-dimensionnelle mi-catégorielle en maladie purement catégorielle entraîne un pouvoir discriminant inégal entre attention et hyperkinésie. En fonction de l'âge, des circonstances, des attentes des adultes, un critère prévaut sur l'autre[28]. Par exemple, les garçons manifestent plus souvent leurs frustrations par de la colère et les filles par de l'inattention, ce qui augmente le diagnostic de TDAH chez ces dernières. Les symptômes d'hyperactivité sont, à l'inverse de l'inattention, plus tolérés chez les enfants alors que c'est le contraire à l'adolescence. Ce phénomène expliquerait que les enfants soient plus diagnostiqués que les adolescents, plus le niveau d'exigence scolaire est élevé, plus le niveau d'attention requis est élevé, plus la prévalence du trouble est haute.

Ce dernier point constitue d'ailleurs une critique adressée au fondement même de la pratique psychiatrique contemporaine : vu l'influence du niveau d'exigence scolaire sur la fréquence du diagnostic, est-ce que la psychiatrie ne s'est pas transformée en science du « manque de performance scolaire » ? De la même manière ne reproche-t-on pas aujourd'hui aux dépressifs avant tout une baisse de leur rentabilité (certaines études sur les antidépresseurs pour démontrer leur efficacité se servent de l'augmentation de la productivité[29] après traitement) ? Ou encore, en ex-Union soviétique, le déviationnisme social ne relevait-il pas de la psychiatrie ?

Une prévalence variable ?

Dès la version III du DSM, on constate qu'il existe d'importantes différences de prévalence du trouble notamment entre les États-Unis et l'Europe[30]. Cet élément est évidemment fâcheux dans l'hypothèse d'un trouble biologique neuro-développemental identique sur toute la planète. Une explication donnée est que les Américains seraient

28 MYSLINSKI A., ZDANOWICZ N., « TDAH et trouble bipolaire chez l'adolescent : la nosographie en question », *Louvain Médical*, 2009 ; 128 : 135-140.

29 WOO J-M., KIM W., HWANG T-Y., FRICK K., CHOI BH., SEO Y-J., KANG E-H., KIM S-J., HAM B-J., LEE J-S., PARK Y-L., "Impact of Depression on Work Productivity and Its Improvement after Outpatient Treatment with Antidepressants", *Value in Health*, 2011 ; 14 : 475-482.

30 ZDANOWICZ N., FLORIS M., PITCHOT W., SOUERY D., STANER L., « Le déficit de l'attention / hyperactivité : la maladie qui fâche », *Acta Psychia Belgica*, 2005 ; 105 : 15-28.

plus attentifs aux difficultés de concentration des jeunes alors qu'en Europe, ce sont surtout les comportements perturbateurs qui sont repérés. De plus, ces comportements perturbateurs ne sont pas identifiés comme de l'impulsivité du TDAH par les Européens mais comme un symptôme de « troubles oppositionnels ». Autrement dit, aux États-Unis, on diagnostiquerait plus des TDAH et en Europe plus de jeunes « indisciplinés ». Il n'y a pas que les psychiatres qui aboutissent à des diagnostics différents. Si l'on compare les enfants identifiés par les parents et les enseignants, on s'aperçoit qu'il existe également des différences. Ceci est d'ailleurs la raison pour laquelle, avant de poser un diagnostic, l'évaluation doit, en principe, être faite dans au moins deux situations, par exemple à l'école et à la maison. Les raisons pour lesquelles parents et enseignants n'identifient pas les mêmes jeunes sont nombreuses. Les parents sont plus sensibles à l'hyperactivité et les enseignants aux difficultés attentionnelles. Ces différences de sensibilité expliquent également que les enseignants posent plus ce diagnostic à l'école qu'au lycée parce que les exigences académiques sont plus standardisées en primaire qu'en secondaire et qu'au lycée, une réorientation des enfants « plus bruyants et distraits » a déjà eu lieu. Les symptômes peuvent également varier considérablement en fonction de l'intérêt porté à la tâche, de sa durée et du soutien qu'a l'enfant[31]. Globalement on considère que si le diagnostic est confirmé par plus qu'une source, sa prévalence est de 1 % à 10 % alors que s'il n'existe qu'une seule source pour le diagnostic, on peut avoir des prévalences allant jusqu'à 50 %... au grand bonheur de « Big Pharma ».

Si ce n'est pas biologique, c'est quoi alors Docteur ?

Il existe quatre modèles explicatifs de ce trouble. Suivant la bonne volonté des chercheurs, ces modèles sont évidemment ou complémentaires ou antinomiques.

31 ROSKAM Isabelle, *Mon enfant est insupportable !*, Bruxelles, Mardaga, 2013.

Dans le modèle neuropsychologique, il y a une baisse de l'efficacité du système d'inhibition des comportements. Cette diminution entraîne alors des perturbations en cascade sur, par exemple, la mémoire du travail, l'autorégulation de l'affectivité et de la motivation... Ce modèle a toutefois été remis en cause et un problème de motivation plus que d'inhibition pourrait être à l'origine du trouble.

Dans le modèle génétique-biologique, les gènes D4DR et DAT1 responsables de la production et du transport de la dopamine sont à l'origine de l'hypofonctionnement frontal en rapport avec le manque d'inhibition du modèle neurophysiologique.

Le modèle familial, lui, fait intervenir les cercles de rétroaction dans lesquels sont impliqués différents éléments tels que de la psychopathologie parentale, des conflits conjugaux et familiaux, des conflits père/enfant, des erreurs éducationnelles, de la psychopathologie de la mère et des conflits mère/enfant.

Enfin, dans le modèle psychodynamique individuel, l'enfant a une difficulté à se construire un sentiment de continuité dans le temps au moment de la constitution de ses premières représentations mentales. En parallèle à ce défaut de construction du moi, un rapport particulier de relations aux objets s'instaure et l'association des deux entraîne l'apparition du TDAH comme réponse antidépressive.

Troubles associés ou confondus ?

La majorité (60 %) des jeunes présentant un TDAH a un ou deux autres diagnostics en plus[32] : 30 % à 50 % présentent un trouble oppositionnel, 25 % ont un trouble de l'humeur et 20 % ont un trouble anxieux. Les difficultés de communication et d'apprentissage sont importantes et d'autant plus graves que le trouble a commencé tôt et n'a pas été traité. Les jeunes ont un à deux années de retard

32 ROZENCWEIG S., ZDANOWICZ N., MYSLINSKI A., REYNAERT Ch., JACQUES D., "ADHD and bipolar disorder among adolescents : Diagnostic traps for the unwary", in M.C. BESAG Frank, *Cutting Edge Psychiatry in Practice : The Management of Bipolar Spectrum Disorder*, Lutton, SEPT, 2013 : 288-294.

dès la fin du primaire. Ces difficultés entraînent à leur tour anxiété et dépression. Les jeunes souffrant de TDAH sont des optimistes fragiles avec une estime d'eux-mêmes s'effondrant dès qu'il y a un échec ou une critique. Ces montagnes russes de leur amour-propre les rapprochent des jeunes bipolaires (TBP). Le nombre de jeunes qui rencontrent les critères des deux diagnostics, TDAH et TBP est important : 85 % des jeunes diagnostiqués de TBP ont aussi un TDAH. Il s'agit là d'une situation unique en psychiatrie où la fréquence du double diagnostic est plus élevée que celle attendue par chacun isolement. Une première explication à ce phénomène est le manque de spécificité de certains symptômes des deux entités entraînant un recouvrement entre elles. Des études statistiques ont toutefois démontré que cette explication n'était pas suffisante. Trois autres explications sont donc évoquées. Les deux premières supposent qu'il existe des liens étroits entre TBP et TDAH. Ainsi, soit le TDAH pourrait être le premier symptôme d'un TBP, soit encore il faudrait parler d'une entité unique TDAH-TBP. Si ces deux explications mettent à mal la classification actuelle, la dernière remet en question le traitement pharmacologique. Certaines observations rapportent que le traitement du TDAH par les dérivés amphétaminiques pourrait être à l'origine du TBP…

Et si les dérivés amphétaminiques assuraient le succès scolaire ?

Depuis une dizaine d'années, il y a une augmentation constante du nombre de jeunes traités par stimulants centraux. En Belgique, en 2004, on comptait quelque 5 000 jeunes traités par Rilatine®; en 2012 ils sont plus de 30 000[33]. Ces substances sont des dérivés proches des amphétamines telles que la dextroamphétamine, méthylphédinate (la Ritaline®) ou plus éloigné tel que l'atomoxétine. Toutes ces substances ont évidemment les effets secondaires de la

33 INAMI. *Tableaux de bord pharmaceutiques délivrances pharmaceutiques dans le secteur ambulant.* Comité d'évaluation des pratiques médicales en matière de médicaments, Bruxelles, Institut National d'Assurance de Maladie et d'Invalidité, 2013.

classe des amphétamines mais atténués : hallucinations, dépression voire excitabilité, amaigrissement, dépendance, toxicité hépatique. S'il existe d'autres substances qui ont démontré une efficacité, les dérivés amphétaminiques sont reconnus pour réduire les symptômes dans 75 % des cas. Prescrire des dérivés amphétaminiques à des jeunes n'est évidemment pas une pratique sans risque mais comment s'interdire de les prescrire ? Même si le TDAH ne s'avérait être « qu'un » trouble de l'efficacité scolaire, peut-on décider de ne pas tenter ce traitement ? Cette question est d'autant plus épineuse que les études sur le devenir des enfants TDAH laissent entrevoir un avenir difficile. Classiquement le trouble débute vers trois-quatre ans et n'est diagnostiqué qu'en première ou deuxième primaire. Le pronostic varie avec l'attitude familiale, en particulier si des tentatives de contrôle des parents ont entraîné échecs et frustrations avec des spirales d'interactions négatives entre enfants et parents. Comme on l'a vu, les difficultés de communication et d'apprentissage sont déterminantes pour l'adaptation et l'adaptabilité de ces jeunes. Le pronostic est d'autant plus mauvais qu'il y a eu des échecs scolaires successifs avec des renvois. Le trouble peut persister à l'âge adulte. Le statut socio-professionnel final est généralement bas, de même que l'adaptation sociale, avec un taux d'arrestations et de condamnations pratiquement double de celui de la population générale. Les partisans de la prescription de ces substances ont donc beau jeu de dire qu'il faut faire la balance entre les risques engendrés par ces substances et le risque dû à l'évolution spontanée du trouble… De plus, face aux 75 % d'amélioration promise, la place des psychothérapies est malmenée. Idéalement elle devrait pourtant être, au moins, concomitante à la médication. Quoi qu'il en soit l'avenir des dérivés amphétaminiques est rose : le DSM 5 autorise maintenant le diagnostic d'ADHD chez les adultes avec un seuil d'exigence plus bas et un marché noir de ces substances s'est développé. Les jeunes dealent ce produit soit en période d'examens soit quand les dérivés amphétaminiques « récréatifs » comme l'ecstasy viennent à manquer…

En conclusion – Non tout n'est pas clair...

Le principal problème du TDAH reste certainement son diagnostic. La variabilité dans les méthodes de diagnostic est vraisemblablement responsable des grandes différences de prévalence. Le taux de prévalence varie jusqu'à sept fois d'une région à l'autre de l'Angleterre avec des variations pouvant monter jusqu'à 75 % de jeunes atteints de TDAH. De plus, le taux de faux positifs s'avère important puisqu'entre 15 % et 65 % des enfants traités pour TDAH semblent finalement ne pas en souffrir. Ces statistiques sont d'autant plus inquiétantes que les coûts directs et indirects d'un traitement se chiffrent aux environs de 1 800 euros/mois.

Chapitre 5 : États Limites – Avoir une personnalité est-il devenu une maladie ?

Introduction – Les enjeux

Le trouble le plus fréquemment associé au diagnostic d'« état limite » est celui de l'épisode dépressif. Imaginons un patient au cabinet de son psychiatre. Le psychiatre apprend au patient, qu'en dehors de présenter un épisode dépressif, il a une personnalité d'« état limite ». En fonction du psychiatre, soit biologiste soit psychodynamicien, notre patient se retrouvera avec un diagnostic radicalement différent. Si pour les deux psychiatres, il s'agit d'un diagnostic de personnalité, l'importance du diagnostic de personnalité par rapport au trouble aigu, la question de sa normalité ou non, la place des états limites parmi les diagnostics de personnalité et les descriptions symptomatiques seront très différents. Schématiquement, le DSM ne connaît que des personnalités pathologiques mais leur poids est de peu d'importance alors que les psychodynamiciens connaissent des personnalités normales ou pathologiques mais avec des conséquences importantes.

Histoire du concept

À la fin du XIXe siècle, la nosographie psychiatrique divise les maladies mentales en deux grandes classes : les psychoses et les névroses. Pour les psychiatres biologiques, l'enjeu est de distinguer les vraies maladies biologiques, les psychoses, des fausses psychologiques, les névroses. Pour les psychiatres psychodynamiciens, l'enjeu est moins important, il s'agit « seulement » d'expliquer pourquoi certains patients hallucinent et/ou délirent. Si dans les deux courants, la psychose la plus connue est la schizophrénie et la névrose la plus connue est l'hystérie, le devenir de ces deux entités va diverger profondément.

Selon les kraepeliniens, ce qui distingue les vraies maladies des autres, c'est qu'elles se développent indépendamment de la personnalité sous-jacente. Les fausses maladies, les névroses, passent donc rapidement au second plan dans le DSM III. Elles y sont repoussées, avec les retards mentaux, dans l'axe II. Elles sont repoussées et également remodelées sur un modèle catégoriel (cfr chapitre 2). Il ne s'agit plus de mesurer la quantité de traits névrotiques mais de savoir si on a, ou pas, un trouble de la personnalité. Les transformations sont telles que les nouvelles entités sont si différentes des « vieilles » névroses (névrose d'angoisse, phobique, obsessionnelle ou hystérique) qu'il faut les renommer : personnalité passive-agressive, personnalité histrionique… Depuis le DSM III, plus aucun patient ne souffre donc de névrose puisqu'elles ont toutes disparu. Ce « dédain » pour les troubles de la personnalité relégués dans l'axe II s'amenuise toutefois avec le temps. Au fur et à mesure, les biologistes constatent que la personnalité peut modifier la « vraie maladie » de l'axe I, ne serait-ce que du point de vue du pronostic. Dans le DSM 5, pour les remettre en valeur, l'axe II est supprimé et les troubles de la personnalité sont mis sur un pied d'égalité que les autres troubles. Il ne s'agit là cependant que d'une demi-mesure, la révision en profondeur des troubles de la personnalité, de leurs poids et de leurs descriptions est remise à une édition ultérieure. Dans une section annexe du DSM 5, on peut trouver une proposition de classification alternative susceptible de servir de base à une future révision…

Chez les psychodynamiciens, comme il n'y a pas de vraie et de fausse maladie, psychoses et névroses s'inscrivent dans une certaine continuité. Ce qui les différencie, c'est l'insertion dans la réalité. Le souci des psychodynamiciens n'est pas d'isoler les entités les unes des autres mais d'expliquer leurs liens. Les psychodynamiciens pensent que les pathologies sont liées aux aléas du développement de l'individu.

Les traits de la personnalité et leurs excès pathologiques se forment sur le chemin qui va du fœtus indifférencié de sa mère à l'adulte sexué et désirant en son nom. L'insertion dans le monde est indissociable de la construction de la personnalité. Cette construction passe par différents stades : indifférencié d'auto-érotisme (l'auto-érotisme est renommé autisme par Bleuler en 1911), schizoparano / dépressif vers six mois, puis par les stades oral (un an), anal (deux ans), phallique (trois ans) et œdipien (quatre ans). Entre quatre et douze ans, l'enfant entre en phase de latence puis, à l'adolescence, il termine la construction de son identité. Dans ce parcours, à chaque stade, un monde de plus en plus grand s'ouvre. D'un état indifférencié, on passe à une conscience de soi, à une relation à deux, à trois puis au monde... Le monde est de plus en plus grand mais évidemment aussi de plus en plus potentiellement dangereux. La construction de l'identité repose alors sur l'acquisition de mécanismes de défense pour faire face à ces angoisses. L'ensemble original de ces mécanismes, de ces traits, collectés par un individu donné pendant cette vingtaine d'années forment son identité. La pathologie est l'excédent de certains traits. Elle survient lorsqu'un individu rencontre des difficultés pour passer au stade suivant. Il stagne à un stade ou, tout au moins, à une acquisition imparfaite des suivants. Ces pathologies sont chronologiquement l'autisme, les psychoses, les états limites, l'abandonisme et la névrose d'angoisse pour le stade oral, la névrose obsessionnelle pour le stade anal, la névrose phobique pour le stade phallique, l'hystérie pour le stade œdipien.

Cette façon de concevoir la construction de la personnalité implique que la normalité n'est pas l'absence de pathologie mais des traits « bien dosés » de tous les stades[34]. Tout le monde est donc un peu hystérique, un peu phobique, bref « névrosé poids moyen »... Dans les faits, chacun de nous a des mécanismes de défense préférentiels et est donc plus ceci ou cela. Cette préférence constitue notre personnalité immuable de base, notre identité. La personnalité hystérique est la quantité encore normale de traits hystériques là où la

34 BERGERET Jean, *La personnalité normale et pathologique*, Paris, Bordas, 1974.

névrose en est l'excès. Il y a continuité entre normalité et pathologie. En psychiatrie biologique, les choses sont plus faciles et binaires : il y a discontinuité, on rencontre les critères d'une personnalité ou pas. Si on rencontre ces critères, on souffre d'un trouble de la personnalité, il n'y a pas de personnalité normale. C'est parce qu'on ne remplit aucun des critères des onze personnalités connues par le DSM que, par la négative, on est normal. Cette facilité d'usage est certainement un des éléments qui concourt au succès du DSM. En psychodynamique, quand est-ce que quelqu'un est pathologique ? Quand est-ce qu'on a trop de traits ? Quand passe-t-on de la personnalité à la névrose ? John Bowlby[35], père des théories de l'attachement, avait l'habitude de dire que la bonne santé mentale consiste en l'art de s'entourer de gens qui ne vous rendent pas malade. Cette pirouette souligne déjà bien la difficulté à élaborer une limite : elle dépend des autres. La première piste que les psychodynamiciens ont donc suivie est, à défaut d'un critère interne « simple », d'ajouter un critère externe. Ce critère externe est avec Jung[36] et Minkowski[37], une bonne adaptation à la réalité sociale. Si quelqu'un fonctionne normalement avec les autres, il est normal. Ce critère est toutefois apparu insuffisant et, en 1931, Freud[38] propose un critère interne. La personne saine est structurée sur un mode érotique – obsessionnel – narcissique. Malheureusement, ce critère est compliqué et peu utilisable. Avec le temps, on a simplement considéré qu'une tête qui fonctionne sans générer d'angoisse est normale. Diatkine[39], à la fin des années 1960, fait remarquer que toute situation nouvelle nécessite un nouvel équilibre et que le sentiment d'auto-appréciation du sujet évalue assez clairement la réussite du processus et donc l'état de santé. La vie psychique est alors

35 BOWLBY John., *Personality and Mental Illness, An Essay in Psychiatric Diagnosis*, London, Rouledge, 1999.

36 JUNG Carl Gustav, « Contribution à l'étude des types psychologiques », *Archives de Psychologie*, 1913 ; 52 : 290-299.

37 MINKOWSKI Eugène, « À la recherche de la norme en psychologie », *évolution psychiatrique*, 1938 ; 1 : 67-94.

38 FREUD Sigmund, « Des types libidinaux » in *La vie sexuelle*, Paris, PUF, 1969.

39 DIATKINE René, SIMON Janine, *La psychanalyse précoce*, Paris, PUF, 1972.

une « lutte » dans des successions d'adaptations, désadaptations, réadaptations. La normalité est « coincée » entre intérieur et extérieur et au total, il devrait y avoir chaque fois un nouvel équilibre, meilleur que le précédent. Il devrait y avoir un gain d'autonomie. Depuis Pichot[40], l'autonomie est ce qui décrit le mieux les capacités d'auto-déterminisme des êtres vivants. L'autonomie est un mouvement de la santé et, comme le rappelle Winnicott[41], il faut faire attention à ne pas confondre cette dynamique de la santé avec une simple normalité d'apparence. Cette « opposition » entre santé et normalité suscite l'incompréhension entre biologistes et psychodynamiciens. Les premiers sont avant tout intéressés par les anormalités et leur cortège de symptômes aigus (hallucination, dépression, crise d'angoisse...) là où les seconds s'interrogent sur la santé du fonctionnement psychique (structure de personnalité) pour, dans un deuxième temps seulement, examiner le rapport avec les symptômes aigus. Pour un psychiatre biologiste, un épisode dépressif majeur est toujours égal à lui-même, il a un pronostic et un traitement qui ne changent pas (ou peu) en fonction de la personnalité. Pour un psychodynamicien, un épisode dépressif n'a ni le même pronostic ni le même traitement en fonction du type de personnalité et du contexte dans lequel ce trouble survient.

Les États Limites : entre psychose et névrose

Si les deux grandes catégories de base sont les névroses et les psychoses, leurs définitions sont devenues très différentes chez les psychodynamiciens et les biologistes. Chez ces derniers, les névroses n'existent plus. Les psychoses, elles, sont principalement définies par l'existence d'idées délirantes ou d'hallucinations. S'il est facile de donner la définition d'une hallucination – une perception sans objet – celle d'un délire est nettement plus compliquée. La définition la plus communément admise est une forme particulière d'hallucination : une hallucination noético-affective. Un délire est une perception erronée

40 PICHOT André, *Éléments pour une théorie de la biologie*, Paris, Maloine, 1980.
41 WINNICOTT Donald Woods, *La nature humaine*, Paris, Gallimard, 1988.

du monde, une perception où viennent se mêler des composantes intellectuelles et affectives. Une telle définition est problématique en pratique parce qu'elle ne différencie pas, par exemple, le bon capitaliste du délirant communiste ou la religion sensée de l'insensée. Dans ces cas, le DSM recommande de se référer au bain culturel du patient pour faire la distinction entre ce qui est délirant ou pas[42]. Ainsi croire au diable pour un Occidental est plus délirant que croire en l'existence des Djinns (créatures surnaturelles issues de croyances de tradition sémitique) pour un Nord-Africain. En dernière analyse, le DSM énonce que le psychiatre est le juge de ce qui est délirant ou pas...

Pour les pychodynamiciens, ce qui différencie foncièrement un psychotique d'un névrotique, c'est le rapport au monde. La boutade de Pierre Desproges l'illustre : « Un psychotique est quelqu'un pour qui 2+2 font 5 et il s'en fout alors que le névrosé sache que 2+2 font 4 et ça le rend malade ». La logique avec laquelle un psychotique pense est différente de celle d'un névrotique. Les associations d'idées chez le psychotique se font plus fréquemment sur des métonymies, des glissements entre la cause et l'effet, entre le contenant et le contenu, entre les sons (J'en ai marre, marre à bout, bout de ficelle...). Chez un névrosé, les glissements se font plus sur un mode métaphorique (Dans tes yeux, il y a tant de soleil que quand je te regarde, je bronze), des associations entre des choses sans comparaisons logiques. Le psychotique a des angoisses parce qu'il n'est pas certain d'exister ou qu'« on » lui veut du mal. Cette angoisse est un vide interne, une béance, un inconcevable, un innommable qui modifie radicalement son rapport aux autres et au monde[43]. À l'inverse du psychotique, le névrotique sait qu'il existe mais il a, lui, des difficultés avec ses désirs : culpabilité et angoisse.

Dès la fin du XIXe siècle, un certain nombre d'auteurs se sont demandé s'il existait des états cliniques à la frontière des psychoses et des névroses. Il faut attendre les années 1940 pour avoir des

42 ZDANOWICZ Nicolas, « À l'adolescence crise ou schizophrénie ? », *Louvain Médical*, 2002 ; 121 : 233-238.

43 PANKOW Gisela, *L'homme et sa psychose*, Paris, Flammarion, 1969.

descriptions cliniques de ces « psychoses limites » ou mieux : des états limites (en anglais borderline). Un des premiers théoriciens est Hélène Deutsch[44] qui les appelle les personnalités « as if » (comme si). Cette présentation est certainement la plus facile pour illustrer comment les états limites fonctionnent. Le nom provient des jeux des enfants « on disait que », « on disait que vous étiez les cow-boys et nous les Indiens ». Cette dénomination insiste sur l'apparente normalité de ces personnes. Elles ont été plus loin dans leur développement psychique que les psychotiques. Ces personnes parviennent à combler leur vide intérieur tant qu'elles ont un rôle à jouer (rôle lié à leur profession, à leur hobby, à leur conjoint...). Elles ont la peau d'un personnage à habiter. L'état limite paraît normal mais, si pour une raison quelconque cette peau, cette coquille sociale, cette pseudo-personnalité ne peut plus fonctionner, le vide réapparaît. Ce vide est, pour les psychodynamiciens, une des formes les plus graves de la dépression.

États Limites : quels enjeux ?

Les enjeux concernant les personnalités limites sont importants puisque, dans la population générale, un individu sur vingt est borderline. Pour la psychiatrie biologique, étant donné qu'il n'y a plus que deux grandes catégories, la personnalité borderline a perdu son originalité de zone frontière entre les psychoses et névroses. Elle est devenue une des personnalités parmi les onze que connaît le DSM 5. Elle est définie comme un « mode général d'instabilité des relations, de l'image de soi et des affects avec une impulsivité marquée, qui apparaît au début de l'âge adulte et est présent dans des contextes divers ». Dans les consultations psychiatriques, un patient sur cinq répond à ces critères. Il n'existe évidemment pas de traitement médicamenteux spécifique. Par contre, devant l'importance des passages à l'acte, de nombreux traitements symptomatiques sont prescrits au premier rang desquels figurent les neuroleptiques de nouvelle génération, faisant au passage exploser leurs chiffres de vente.

---

44 DEUTSCH Hélène, *Problèmes de l'adolescence*, Paris, Payot, 1957.

Pour les psychodynamiciens, l'enjeu est avant tout une question de frontières. Fontières avec d'une part les psychoses et les névroses et d'autre part avec la normalité. Pour Green[45] et Bergeret[46], l'état limite n'est pas vraiment une personnalité mais plutôt un état d'a-structuration. Cette a-personnalité n'a pas un mécanisme de défense qui lui est propre mais se caractérise par la coexistence de quatre mécanismes de défense peu spécifiques. Ce sont le clivage (le monde est divisé entre les tout bons et les tout mauvais), les identifications projectives (« c'est pas moi c'est l'autre »), le déni (« je n'ai rien volé, d'ailleurs j'ai déjà tout vendu ») et des passages à l'acte (tentative de suicide, automutilation...). La question des frontières entre normal et pathologique est le plus clairement illustrée avec les adolescents. Théoriquement, le DSM interdit qu'un diagnostic de personnalité ne soit posé en dessous de dix-huit ans. Si cette façon de faire est rassurante pour prévenir un étiquetage des jeunes, force est de constater que dans la pratique, cette interdiction n'est guère respectée. Un adolescent sur deux en consultation répond au critère de l'état limite. Les psychodynamiciens pensent aussi que, comme l'identité et la personnalité se finalisent seulement à l'adolescence, on ne peut poser de diagnostic à cet âge. Par contre, il leur paraît important de savoir quelle direction cette construction prend. Pour cette raison, ils ne disent pas qu'un *adolescent* sur deux est état limite mais disent qu'à l'adolescence, un jeune sur deux a un « fonctionnement » de type état limite. L'adolescence est, dans cette conception, une phase de passage normal par l'état limite. Il faut d'ailleurs remarquer que les adultes diagnostiqués comme états limites sont souvent décrits comme des adolescents attardés et que certains agissements ou symptômes des états limites sont couramment décrits à l'adolescence comme constitutionnels de cette période[47].

45 GREEN André, *Narcissisme de vie, Narcissisme de mort*, Paris, Minuit, 1983.

46 BERGERT Jean, *Les états limites,* Paris, Dunod, 1984.

47 ZDANOWICZ Nicolas, Les premières passions à l'adolescence, *Cahiers de Psychologie Clinique*, 1993 ; 1 : 87-98.

Conclusion

Plus que pour n'importe quel autre diagnostic, celui de la personnalité et, en particulier, celui de la personnalité état limite, met en évidence les différences entre les deux psychiatries. Notre patient dépressif et état limite qui consulte un psychiatre biologiste devrait se retrouver doublement diagnostiqué parce qu'il remplit deux listes de symptômes. Celle de l'épisode dépressif majeur et celle de la personnalité état limite. Dans les faits, il y a peu de chance qu'un diagnostic de personnalité soit posé parce que pour le psychiatre, c'est moins important et que cela ne va pas changer la prescription de l'antidépresseur. C'est seulement si le patient ne répond pas bien à cette médication ou s'il y a une récidive que le psychiatre se posera la question de l'existence d'un trouble de la personnalité.

S'il consulte un psychiatre psychodynamicien, c'est la façon de parler de sa dépression qui oriente le psychiatre. Parce que notre patient va plus parler d'un vide intérieur que d'une tristesse, le psychiatre pensera d'abord à un problème d'état limite plus qu'à une « simple » dépression. Si ce psychiatre prescrit un antidépresseur, il veillera tout autant à ce que le patient retrouve un rôle à jouer dans la vie.

Chapitre 6 : Les troubles anxieux et les TOCs – Deux combats différents ?

L'angoisse, une expérience universelle

Jusqu'à la cinquième version du DSM, le trouble obsessionnel compulsif (TOC) était classé parmi les troubles anxieux. Par contre, dans cette nouvelle version, les troubles anxieux sont amputés non seulement des TOC mais aussi du stress post-traumatique. Nous reviendrons sur le stress post-traumatique dans le chapitre suivant. Dans ce chapitre, nous essaierons de comprendre pourquoi ces modifications successives ont eu lieu et ce qu'elles entraînent pour le patient.

S'il est une expérience psychique que tous les êtres humains font, c'est celle de l'angoisse. Tout le monde ne présentera pas d'idée délirante mais par contre, l'angoisse, elle, fait partie de la condition humaine. L'angoisse est avant tout – et c'est ce qui explique que nous en sommes tous sujets – un mécanisme d'alarme face à une situation qui met en danger notre intégrité[48]. Elle est par excellence la réaction à cheval entre corps et psychisme. Corporellement, elle est une mobilisation massive de toutes nos forces physiques par une sécrétion d'adrénaline qui rend, ne serait-ce que notre cœur, prêt à fournir un travail intense pour se battre ou fuir. Le cœur s'emballe, la respiration s'accélère, l'énergie glucidique est mobilisée. Parfois, cette réaction physique est tellement à l'avant-plan que l'expérience

48 ZDANOWICZ Nicolas, REYNAERT Christine, JANNE Pascal, « L'angoisse à l'adolescence », *Best of Psychiatry*, 1995 ; 11 : 14-17.

subjective de l'angoisse est absente au point où nous avons du mal à la reconnaître. Comme réaction d'alarme elle est présente dès la naissance et peut s'observer déjà chez un nourrisson qui a faim. Si cette réaction est assez aspécifique, elle entraîne, la mise en route de comportements spécifiques en vue de la résolution de la cause de l'angoisse[49]. Plus on grandit, plus notre monde s'élargit et s'enrichit, plus les sources d'angoisse se multiplient mais aussi plus nos réactions sont diversifiées et spécifiques. Ces réactions portent différents noms : mécanismes de coping, mécanismes de défense... Les mécanismes de défense sont, comme nous l'avons vu au chapitre précédent, acquis progressivement entre l'enfance et l'âge adulte. La façon particulière dont chacun lutte contre l'angoisse à l'aide de ces mécanismes est une des bases de la personnalité, du moins pour les psychodynamiciens.

Angoisse maladive ?

Si l'angoisse est un système d'alerte face aux dangers, quand est-elle pathologique ? Deux types de dysfonctions peuvent être considérés : soit le système d'alarme se met en route trop facilement, soit la réaction d'alarme est disproportionnée par rapport au danger. Globalement la première situation est, par exemple, le « trouble anxieux généralisé » et la seconde, les « phobies ». Dans l'anxiété généralisée, le sujet souffre quasi quotidiennement d'anxiété sans qu'il n'y ait de raison identifiée. Dans le cas des phobies (phobie des araignées, des orages...), il y a une raison mais la réaction d'angoisse est disproportionnée. Entre ces deux cas de figure on trouve, par exemple, les attaques de panique. Celles-ci sont caractérisées par une première crise d'angoisse apparaissant suite à un déclencheur évident et pertinent mais les crises suivantes surviennent sans raison évidente.

Comment ces dysfonctionnements peuvent-ils apparaître ? Deux grandes voies existent. Soit la personne a eu une enfance et une adolescence qui ne lui a pas permis de se construire avec une confiance en

49 ALGRAIN V., ZDANOWICZ N., REYNAERT Ch., "Anxiety and health in the adolescence : impact of family relationships ?", *World Journal of Pschiatry*, 2004 ; 3 : 289.

soi suffisante, soit cette construction a eu lieu mais des événements de la vie ont dépassé les résistances de l'individu. Dans le premier cas de figure, on pourrait dire qu'on est anxieux depuis toujours et dans le deuxième, qu'on le devient. Le manque de mécanismes de défense contre l'angoisse était appelé, jusqu'au DSM II, névrose d'angoisse. Cette appellation met l'accent d'une part sur la construction de la personnalité suffisante pour que le contact avec la réalité soit assuré, c'est la qualification de névrose. Elle s'oppose à celle de psychose. D'autre part, elle insiste sur le fait que la suite du développement n'a pas permis au sujet de se construire plus avant, c'est la qualification « d'angoisse ». Elle s'oppose aux autres formes de névroses plus construites qui ont des mécanismes de défense plus sélectifs et plus efficaces. Le névrosé phobique est ainsi plus solide que le névrosé d'angoisse ; il déplace et focalise son attention sur certains objets spécifiques anxiogènes (les orages, les ascenseurs, les araignées...). Le névrosé obsessionnel est encore plus solide grâce à des isolations et des rationalisations. Le névrosé hystérique parvient lui à refouler et à symboliser les affects liés aux causes des angoisses ne gardant plus que des représentations vidées de leurs affects. Le névrosé d'angoisse est donc la personne « peu » construite alors que les autres névroses ont une tolérance plus grande aux stresseurs. Tolérance suppose évidemment que si les sources d'angoisse augmentent en intensité ou en nombre, à la longue, ces personnes finiront par développer elles aussi des angoisses, parce que leurs mécanismes sont débordés. Cette situation correspond aux personnes qui « deviennent anxieuses ». Globalement, dans notre société, on considère que 20 % des individus rentrent dans les critères d'un des troubles anxieux. 5 % à 10 % des individus ont déjà un trouble anxieux dès la fin de l'adolescence[50]. De tels chiffres expliquent partiellement pourquoi la consommation des benzodiazépines, dont nous parlions au chapitre 4, est tellement importante. Alors que leur prescription ne devrait pas excéder les quinze premiers jours de traitement à cause des risques de dépendance et d'accoutumance, sur l'ensemble des médicaments prescrits pour les troubles anxieux dans

50 TASSIN C., REYNAERT Ch., ZDANOWICZ N., "Anxiety disorders in adolescence", *Psychatria Danubina*, 2014 ; 26 : 27-30.

les pays occidentaux, les benzodiazépines représentent 50 % des ventes. Dans une étude récente réalisée dans un hôpital général[51], on s'aperçoit qu'un patient sur deux en reçoit soit sous la forme d'un anxiolytique soit d'un somnifère et cette prescription existe souvent avant l'arrivée à l'hôpital où elle est poursuivie.

Et les TOCs ?

Lorsque les auteurs du DSM III ont décidé de supprimer la qualification « névrose » du manuel, ils ont été confrontés avec la difficulté de requalifier d'une part les composantes décrivant les personnalités et de l'autre le mode de décompensation anxieuse. La névrose d'angoisse est ainsi devenue, du point de vue de la personnalité : la personnalité dépendante. Quant aux manifestations aiguës, elles ont donné le « trouble anxieux généralisé » ainsi que les « troubles paniques ». Le névrosé hystérique a donné la personnalité histrionique et pour la composante anxieuse : les troubles dissociatifs. La névrose phobique n'a pas de personnalité correspondante et a donné les phobies spécifiques. Pour la névrose obsessionnelle, il y a eu un problème. Comme pour les autres névroses, la névrose obsessionnelle décrivait un type de personnalité et une modalité de décompensation anxieuse. La lutte contre l'angoisse est ici caractérisée par des idées obsédantes (obsessions), des peurs de commettre des actes déplacés (des impulsions) et des compulsions-rituels qui sont censées protéger des dangers. La partie de l'entité correspondante au type de personnalité a donné naissance à la personnalité obsessive-compulsive et la partie décompensation anxieuse a donné un des troubles anxieux : le TOC. Donc, jusqu'au DSM IV R, à côté de l'anxiété généralisée, des attaques de panique, de l'agoraphobie et des phobies spécifiques, on trouve le trouble obsessionnel compulsif. C'est cette deuxième

51 DE MESMAEKER S., ZDANOWICZ N., REYNAERT Ch., JACQUES D., "Place of benzodiazepines in the treatment of anxiety disorders in 2014", *Psychatria Danubina*, 2014 ; 26 : 23-26.

partie qui s'est avérée problématique notamment du point de vue pharmacologique.

Lorsqu'un élément stressant survient, la personne se défend de façon spécifique mais, si l'angoisse augmente, les symptômes deviennent aspécifiques. Ainsi un phobique stressé a des phobies mais si l'angoisse augmente, il finit par décompenser sous forme, par exemple, d'attaque de panique. Un hystérique a une plus grande tolérance aux stress et les refoule. Mais, si les angoisses augmentent dramatiquement, il ne peut plus les contenir. Avant de décompenser sur mode d'angoisse « pur », des mécanismes plus fondamentaux sont sollicités comme, des obsessions ou des phobies[52]. Chacun de nous possède donc de nombreux et variés mécanismes de défense mais ce qui nous caractérise, ce sont nos mécanismes préférentiels. Dans cette conception, un névrosé phobique peut avoir des mécanismes caractéristiques de structures de personnalité plus résistantes mais ils sont tellement peu marqués qu'ils ne sont pratiquement pas employés. Ceci est également vrai pour les psychotiques. Une façon de définir ce qu'est un psychotique par rapport à un névrosé est de dire qu'en cas de stress c'est quelqu'un dont le risque qu'il se défende en délirant est plus grand. Jusqu'au facteur de stress spécifique qui déclenche le délire, un psychotique est quelqu'un qui peut être « normal ». Cette « normalité » est d'ailleurs un enjeu majeur pour la psychiatrie qui tente de dépister précocement ces personnes afin de prévenir l'apparition d'une psychose (cfr chapitre 5.8). Inversement cela veut aussi dire que, quand un facteur stressant non spécifique surgit dans la vie d'une personnalité psychotique, il ne délire pas forcément. La psyché tente d'abord de se défendre avec des mécanismes moins déréalisants qui permettent des stratégies plus ancrées dans la réalité, afin d'autoriser des comportements concrets pour éliminer la source d'angoisse. Les psychotiques ont un tropisme particulier pour les défenses obsessionnelles faites de rationalisations très désaffectées. Un psychotique stressé peut

---

52 ZDANOWICZ Nicolas, « Controverses dans la dépression et l'anxiété », *Médecine et vieillissement*, 2006 ; 4 : 40-44.

donc présenter tous les critères DSM IV d'un TOC. Le problème pharmacologique qui surgit alors est le suivant : en traitant le TOC sans tenir compte de la personnalité du sujet, le traitement de choix sera de la sertraline ou de la clomipramine à haute dose ; or ces traitements sont contre-indiqués chez les psychotiques car ces deux molécules à haute dose favorisent les décompensations délirantes.

En résumé, on peut donc dire que depuis le DSM III jusqu'au DSM IV R, les TOCs font partie des troubles anxieux, ce qui rend inutile la prise en considération du diagnostic de personnalité sous-jacente et ce au risque de faire décompenser les patients psychotiques. La cinquième version du DSM essaye de prendre en compte ce risque. Les TOCs sont maintenant une catégorie autonome, séparée des troubles anxieux et pour laquelle le diagnosticien doit, en plus, prendre la mesure des capacités de prise de distance du sujet par rapport à ses pensées ou symptômes. Cette capacité « d'insight » en soi n'est pas un nouveau concept. Elle est une vieille notion qui sert notamment comme indice de fragilité psychotique. Le paradoxe donc est que le DSM a évacué des TOCs la notion de personnalité « névrose » avec le DSM III et qu'avec le DSM 5 il est obligé de le réintroduire mais le fait par un autre chemin, celui de la psychose.

En conclusion – L'intégrité du désir

L'angoisse, un mécanisme d'alarme face à une situation qui met en danger notre intégrité. Est-ce aussi simple chez l'être humain ? Si la formule est encore relativement adaptée pour les patients avec une faille psychotique, elle l'est beaucoup moins pour les névrosés. Les psychotiques ont avant tout peur de ne pas ou ne plus exister : est-ce que j'existe vraiment, est-ce qu'on veut me tuer, mon corps va-t-il éclater ? Chez les névrosés, les angoisses sont plus liées avec les désirs et la culpabilité : j'aurais dû, je n'aurais pas dû, je suis coupable de, je n'ai pas assez fait ceci ou cela. Le psychisme de l'être humain a donc une conception large de « l'intégrité ». Nous angoissons pour des mises en danger de bien d'autres choses que notre intégrité physique.

Il faudrait plutôt parler d'intégrité de notre système désirant que seulement de notre intégrité physique. Nous pouvons angoisser pour notre image corporelle, pour nos proches comme s'ils faisaient partie de nous-mêmes, pour des choses plus matérielles comme notre maison ou plus spirituelle comme nos idéaux professionnels ou pour des fautes commises qu'elles soient réelles ou imaginaires. La notion d'intégrité désirante peut même être poussée plus loin. Nous pouvons connaître des décompensations anxieuses quand nous n'avons plus de désirs[53]. Quand nous avons tellement lutté pour construire quelque chose de cher à notre cœur que, quand cette chose se réalise, nous sommes vides de désir, vides de ce moteur qui nous fait vivre.

53 FÉDIDA Pierre, *L'absence*, Paris, Gallimard, 1991.

Chapitre 7 : Le Stress Post-traumatique – Tous des traumatisés en puissance…

Introduction

Parmi les troubles psychiatriques, le stress post-traumatique (Post Traumatic Stress Disorder – PTSD) est emblématique de la façon dont les entités diagnostiques se sont multipliées. Faute d'avoir un critère permettant d'organiser les pathologies entre elles, autrement dit d'avoir une idée nosognosique et une nosographie correspondante, le DSM peut créer sans fin de nouvelles entités. Cette multiplication entraîne progressivement des recouvrements des entités entre elles et, dès lors, une perte de la pertinence de chacune. Un moyen employé dans le reste de la médecine pour distinguer les maladies les unes des autres est une classification à partir de l'étiologie. Avec la troisième version du DSM, qui se veut a-théorique du point de vue étiologique, une telle classification est devenue impossible. C'est notamment pour augmenter cette a-théorie que le dénominateur « névrose » a disparu. Le mot névrose a disparu non seulement parce qu'il avait un relent de freudisme que les concepteurs du DSM III voulaient combattre, mais aussi parce que le mot indique, outre une classe de maladie mentale, une étiologie : un processus inconscient conflictuel à l'origine de ces maladies névrotiques. L'entité diagnostique qui a précédé le PTSD est la névrose de guerre. La névrose de guerre ne peut donc être reprise comme telle puisqu'elle présente, pour une classification a-théorique, deux difficultés. Elle inclut non seulement l'étiologie « névrotique » mais aussi la causalité liée à la guerre. La névrose de guerre n'a d'ailleurs jamais été mentionnée dans le DSM, même pas dans les versions antérieures à la troisième. La raison en est que l'expression symptomatique de la névrose de guerre n'a pas grand-chose de spécifique. Si on détaille les symptômes des combattants développant ce type de trouble, on s'aperçoit qu'ils sont, en fonction des patients et des moments évolutifs, plus de type dépressif, anxieux, voire même psychotique. Le DSM II a été élaboré à la fin de la Seconde Guerre mondiale par une majorité de psychiatres militaires et avec l'appui de l'administration des vétérans. Forts de leurs observations durant la guerre et pour rendre compte de ce manque de spécificité, ces psychiatres ont, pour bon nombre de diagnostics, ajouté le qualificatif « réactionnel » au nom de la pathologie. La « réaction dépressive » est alors, par exemple, une réaction qui peut avoir été créée par l'expérience traumatique de la guerre. Dans le DSM II, « la névrose de guerre » n'apparaît donc qu'en filigrane dans le qualificatif « réactionnel ». Elle est conçue comme un trouble qui survient chez un individu donné parce que quelque chose de l'événement entre en résonance avec un élément difficile de l'histoire du patient. Si les symptômes sont aspécifiques, ce qui est spécifique, c'est le mécanisme de production. Une réactualisation d'un conflit passé (« une fixation névrotique ») par un élément vécu au cours de la guerre. L'observation du manque de spécificité de la symptomatologie post-traumatique n'est pas propre à la guerre. On en trouve un équivalent, par exemple, dans les études sur les conséquences des traumatismes sexuels. Dans les années 1980, les conséquences à long terme des abus sexuels vécus dans l'enfance ont fait l'objet de nombreuses études. Les chercheurs pensaient détenir un événement traumatique comparable pour tous les individus pour lesquels les conséquences à long terme seraient communes. Publication après publication, on s'est aperçu que cette hypothèse était fausse[54]. Le premier article mettait en évidence un lien entre abus sexuels dans l'enfance et dépression à l'âge adulte, puis un autre montrait la corrélation avec un autre trouble, le troisième

54 ZDANOWICZ Nicolas, *La santé à l'adolescence : un mécanisme d'internalisation lié à la dynamique familiale*, Université Catholique de Louvain, Faculté de médecine, 2001.

avec encore un autre et ainsi de suite. L'abus sexuel peut produire pratiquement n'importe quel trouble mental, ce qui influence le type de trouble sont les cofacteurs de l'abus (parents divorcés, alcooliques, violents, dépressifs...). La guerre produit des traumatismes, le type de symptômes varie avec l'individu et, notamment, son histoire.

La guerre du Vietnam – La victoire du PTSD

La naissance du trouble « stress post-traumatique » est intimment liée à la guerre du Vietnam et à la stigmatisation des soldats américains[55]. Dans les années 1970, les soldats qui rentrent au pays porteurs de tableaux psychiatriques, sont doublement stigmatisés. Non seulement, ils sont vus par l'opinion publique comme des monstres qui ont fait souffrir les Vietnamiens mais en plus l'origine de leur trouble n'est pas reconnue. Ils souffrent d'un trouble aspécifique qui fait douter les assurances médicales de l'origine guerrière. Si la réaction dépressive n'a rien à voir avec la guerre, l'assurance ne prend pas le soldat en charge : au soldat de faire la preuve du lien entre son trouble et la guerre. En 1980, sous la pression des ligues de vétérans, l'association américaine de psychiatrie « invente » donc le PTSD dans le DSM III. Le trouble est considéré comme la réponse à un « événement psychologiquement traumatique, généralement hors du commun tel que les catastrophes naturelles, accidentelles ou intentionnelles ». Dans le DSM IV, le trouble peut également toucher les personnes qui n'ont été « que » témoins de l'événement sans y avoir été impliqué personnellement. Ainsi le fait d'avoir entendu à la radio qu'un proche est pris dans une catastrophe peut être considéré comme un événement traumatisant. Une telle « distance » par rapport à l'événement a évidemment multiplié le nombre de patients. En 1980, il faut un stress de la taille d'une guerre, en 2014 un accident grave de la voie publique « suffit ». Si jusqu'au DSM IV, le PTSD est rangé dans les troubles anxieux avec le DSM 5, il gagne encore en poids

55 SUMMERFIELD Derek, "The invention of post-traumatic stress disorder ant he social usefulness of a psychiatric category", *British Medical Journal*, 2001 ; 322 : 95-322.

puisqu'il devient une classe à lui tout seul. Oubliant comment l'entité a été créée (à partir de symptômes de la lignée dépressive, anxieuse et psychotique), la psychiatrie « découvre » que les PTSD sont entachés d'une haute comorbidité pour ces mêmes troubles. C'est le serpent qui se mord la queue.

Depuis sa publication, le succès du PTSD est croissant. Il y a une augmentation continue de sa prévalence[56]. En 1980, dans le DSM III, la prévalence est « ignorée » ; en 1987, elle est de 1 % puis de 15 % en 1994. Ce succès est toutefois variable suivant les pays ; si 15 % des Occidentaux présentent un PTSD, les habitants de Gaza vont jusqu'à 18 %, les Allemands seulement 2 % et les Algériens 38 %. Avec une tonalité qui ressemble à un jugement de valeur, le stoïcisme de certaines populations est un facteur influençant la prévalence. Les Anglais durant la Seconde Guerre mondiale ou les Allemands aujourd'hui... Le succès médical est tel que si les autres troubles psychiatriques sont considérés comme stigmatisants par les patients, le PTSD est vécu comme une reconnaissance sociale du traumatisme et de sa souffrance. À côté de ce succès médical s'est développée une véritable industrie du trauma comprenant des avocats, des experts, des tribunaux et des indemnités. Comment espérer une résilience avec tout cela ?

Conclusion – Le chien de Seligman

En 1975, Seligman[57], dans une expérience devenue célèbre, montrait combien nous avions besoin de croire que nous maîtrisions notre vie. Un chien est attaché à une table et, afin de mesurer son niveau de stress, son rythme cardiaque est analysé en continu durant l'expérience. Des chocs électriques sont administrés au chien toutes les minutes. Est-ce que ce pauvre chien va s'habituer au stress et son

56 JOLLY Anne, « Évènements traumatiques et états de stress post-traumatique : une revue de la littérature épidémiologique », *Annales Médico-Psychologiques*, 2000 ; 158 : 370-378.

57 SELIGMAN Martin, *Helplessness : On Depression, Development, and Death*, San Francisco, W.H. Freeman, 1975.

rythme cardiaque baisser ? Bien sûr non. Son rythme cardiaque est d'emblée élevé et ne varie pratiquement pas. Un deuxième chien, de même race, âge et sexe, est placé dans une cage dont le sol peut être électrifié. La cage est séparée en deux par une barrière que le chien peut facilement sauter pour passer dans l'autre demi-cage. Le sol peut être électrifié par demi-cage. Une lampe rouge qui s'allume au moment (pas avant) où la décharge électrique est envoyée dans les pattes du chien complète le dispositif. Ce chien apprend vite que s'il passe de l'autre côté de la barrière, il n'y a, à ce moment-là, pas de courant. Le chien passe la suite de l'expérience à sauter de demi-cage en demi-cage chaque fois que la lampe s'allume et que, simultanément, il reçoit une décharge. Au total, le deuxième chien reçoit le même nombre de chocs électriques à la même fréquence que le premier. Pourtant, quand on prend sa fréquence cardiaque, elle s'est rapidement abaissée. L'explication donnée à cette observation est que si le premier chien reste stressé, c'est parce qu'il n'a aucune échappatoire ; il est « pieds et poings liés ». Le deuxième chien par contre croit qu'il a une échappatoire en passant de l'autre côté alors qu'en fait il a subi le même stress. Dans le stress, il est donc plus important de croire que nous avons une solution que de réellement en avoir une. Avoir une interprétation des choses que nous vivons, nous donne une protection contre les stress. Quelle interprétation donner à une guerre, une catastrophe, un accident... Aider les victimes à se donner un sens fait partie de la mission des soins post-traumatiques et aujourd'hui la classification des troubles PTSD peut compliquer ce processus thérapeutique si nécessaire.

Chapitre 8 : La schizophrénie ou comment optimiser les ventes de neuroleptiques

La « maladie » emblématique de la psychiatrie est la schizophrénie, considérée depuis le XIXe siècle comme la mère de toutes les folies. Avec le DSM III, son poids augmente encore en ce que, dans cette nouvelle classification, elle devient une tête de chapitre : « Les troubles schizophréniques et autres psychoses ». Elle est la maladie qui illustre le mieux le débat : « Y a-t-il quelque chose à comprendre dans le délire des malades mentaux ? ». Ce débat a été tellement vif qu'il a créé le schisme du XXE siècle entre psychiatrie biologique et psychodynamique. Il est lié à des prises de positions les plus antinomiques possibles. Sur le versant biologique, la schizophrénie n'est qu'une affaire de neurones et de gènes là où l'antipsychiatrie la voit comme causée par des doubles messages[1] voire comme une construction sociale de l'ordre bourgois dominant. Une position médiane contemporaine est de dire que si une composante génétique est établie, elle ne représente « que » 15 % de « chance » de développer le trouble, le reste est constitué par l'ensemble des facteurs de vie qui vont de la consommation de haschich en passant par les facteurs de stress et les traumatismes infantiles[2]. Ce débat reste très vif notamment parce que, à côté des prises de positions des différentes écoles, il est sous-tendu par d'importants enjeux financiers. En effet, la psychiatrie se targue d'avoir au moins deux grands domaines dans lesquels elle prétend avoir un traitement pharmacologique

1 LAING Ronald David, *Le moi divisé*, Paris, Stock, 1970.

2 ZDANOWICZ N., GAMBARDELLA J., SCHEPENS P., « Maximize sales of antipsychotics drugs », *Psychiatria Danubina*, 2014 ; 26 : 19-22.

spécifique : la dépression avec les antidépresseurs et la schizophrénie avec les antipsychotiques (ou neuroleptiques). Si les années 1990 ont été les années des « nouveaux antidépresseurs », les années 2000 ont été celles des « nouveaux neuroleptiques » (neuroleptiques atypiques ou de seconde génération). Quant à savoir ce qu'ils ont apporté de « neuf », c'est l'histoire qui en jugera. Au minimum, ils ont apporté une souplesse d'usage car les effets secondaires dus aux neuroleptiques atypiques sont nettement moins invalidants que ceux de la génération précédente. Ce qui est sûr, c'est que d'un point de vue commercial, ces molécules ont mis en lumière la sagacité des firmes pharmaceutiques pour augmenter leurs ventes. Aujourd'hui, une firme pharmaceutique qui possède un antidépresseur est une firme heureuse car un cinquième de la population occidentale sera atteinte d'un épisode dépressif au cours de sa vie. Une firme qui possède un antipsychotique est moins heureuse : la prévalence du trouble n'est que de 1 %. Comment dès lors augmenter les ventes ? Toutes les substances ont une dose idéale de prescription journalière (dd – daily dose). Cette dose sert, par exemple, à comparer les neuroleptiques entre eux pour prescrire la posologie correcte si l'on doit changer de molécule pour un patient. Cette « dd » sert aussi pour comparer les consommations. Si l'on compare la consommation d'antipsychotique en dose prescrite par jour en Belgique pour l'année 1997 à celle de l'année 2007, on constate une augmentation de 14 % alors qu'évidemment il n'y a pas plus de psychotiques en 2007 qu'en 1997. Depuis l'utilisation des antipsychotiques a encore augmenté de plus de 50 % en Belgique, passant de 31 millions de dd en 2004 à 47 millions de dd par an en 2012. La hausse est de plus de 100 % tous les deux ans.

Différents arguments ont été employés durant les années 2000 pour augmenter les ventes :

1/ Les psychoses et surtout la schizophrénie sont des maladies graves et qui nécessitent la prescription systématique d'antipsychotiques.

2/ Si on ne peut vaincre la maladie, il faut comme pour toutes les maladies chroniques, maintenir le traitement à vie, voire le prescrire sous forme d'injection dépôt pour que le patient n'arrête pas de le prendre.

3/ La schizophrénie présente un pic de prévalence vers l'âge de dix-huit ans : les adolescents et les jeunes adultes doivent donc être particulièrement surveillés.

4/ Comme cette maladie a un pronostic sombre et qu'elle touche plus les jeunes, la psychiatrie doit pouvoir faire des « prédiagnostics » de schizophrénie et ces individus à risque doivent être traités précocement avec des antipsychotiques pour empêcher l'apparition de la maladie.

5/ Les antipsychotiques sont aussi salutaires pour d'autres choses que les psychoses ce qui élargit le nombre de patients potentiels. Dans ce cas, on doit oublier le nom « antipsychotique » pour préférer celui de « neuroleptique » ce qui permet de les prescrire dans d'autres troubles tels que la dépression, les troubles anxieux, les états limites, les troubles bipolaires, etc. Le neuroleptique devient la panacée de la psychiatrie. Ce cinquième point ayant été abordé dans le quatrième chapitre, que peut-on raisonnablement penser des quatre autres arguments ?

Épidémiologie, diagnostic et facteurs de gravité

La prévalence du trouble schizophrénique est relativement faible en dessous de douze ans et connaît un pic entre quinze et dix-huit ans. Au-delà de dix-huit ans, le pic disparaît et la fréquence du trouble dans la population générale est de 1 %. L'apparition d'un nouveau cas, au-dessus de quarante-cinq ans, est rare. En Belgique, on compte 2,5 patients atteints d'une psychose pour 1 000 habitants, ce qui représente des frais médicaux de quelque 310 millions d'euros par an. Au niveau mondial, les psychoses représentent la huitième cause d'incapacité dans la tranche 15 – 44 ans[3].

3 ZDANOWICZ Nicolas, « À l'adolescence crise ou schizophrénie ? », *Louvain Médical*, 2002 ; 121 : 233-238.

Globalement un quart des patients qui font un épisode psychotique ne présentent plus rien après celui-ci. Un quart va refaire des crises puis se rétabliront, un quart refera des crises puis entreront dans un état chronique, un quart va se chronifier dès le premier épisode. Ce pronostic global se module en fonction du type de psychose (la schizophrénie a le plus mauvais pronostic), de l'âge d'apparition du trouble (plus le début est précoce, pire est le pronostic), du niveau d'adaptation qui existait avant le premier épisode et du niveau de récupération qui suit, du nombre de crises de la présence ou non de troubles cognitifs, des antécédents familiaux... Il est évident également que si un facteur clair est impliqué dans la genèse du trouble et s'il peut être traité, le pronostic n'en sera que meilleur. Par exemple, un stress déterminé, l'usage de stupéfiants, une communication très pathologique dans la famille... Un important déterminant du pronostic, surtout pour la schizophrénie, est le mode d'entrée dans la maladie : aigu ou insidieux[4]. Le caractère aigu du trouble permet un diagnostic plus aisé et offre un meilleur pronostic. Une schizophrénie à début aigu se signe, par exemple, par l'apparition d'un délire. Même s'il n'est pas toujours facile de faire la distinction entre ce qui est délirant et ce qui ne l'est pas (cfr chapitre 5.5 sur les états limites), l'apparition brusque d'une caractéristique contrastée par rapport à la normalité facilite grandement le diagnostic. Le pronostic à long terme est alors favorable dans plus de 60 % des cas. Pour un adolescent sur deux, le début des troubles est plutôt progressif et insidieux. Dans ces formes à début insidieux, les symptômes négatifs précèdent les symptômes positifs. Cette forme de schizophrénie est entachée pour au moins trois quart de ces adolescents d'un pronostic nettement plus péjoratif du fait d'un diagnostic et d'une prise en charge retardée.

4 MEES L., ZDANOWICZ N., REYNAERT Ch., JACQUES D., "Adolescents and young adults at ultrahigh risk of psychosis : detection, prediction and treatment : a review of current knowledge", *Psychiatria Danubina*, 2011 ; 23 : 118-122.

Le diagnostic précoce

Vu le sombre pronostic, en particulier pour les jeunes avec un début insidieux, l'idée de trouver un moyen pour faire un diagnostic précoce s'est rapidement imposée. Deux pistes ont été explorées[5] : celle d'une personnalité caractéristique et celle du dépistage des symptômes insidieux. Ces deux pistes se recouvrent d'ailleurs plus ou moins l'une l'autre car certains des symptômes insidieux sont repris dans la description des personnalités à risque. Les personnalités à risque qui ont été décrites sont au nombre de quatre : la personnalité borderline, la schizotype, la schizoïde (ou schizothyme) et la paranoïaque.

Le problème des borderline (les états limites) est évoqué dans un chapitre à part. La personnalité paranoïaque s'est avérée décevante comme moyen de prédiction parce que, si elle évolue effectivement plus facilement vers une schizophrénie de type paranoïa, cela n'est vrai que dans moins de 15 % des cas. Les personnalités schizotypiques et schizoïdes sont assez proches l'une de l'autre. Globalement, il s'agit de gens isolés qui ont du mal à entrer en contact avec les autres et qui sont suffisamment « étranges » pour qu'on n'ait pas envie d'entrer en contact avec eux. Le schizoïde est encore plus « étrange – anormal » que le schizotype. Du point de vue épidémiologique, les deux personnalités se rencontrent peu ; 3 % pour les schizoptypes et tellement peu pour les schizoïdes qu'on ne connaît pas vraiment la fréquence. Ces personnes se retrouvent le plus souvent dans certains milieux tels que les familles où l'on compte des membres schizophrènes, les milieux étrangers fraîchement immigrés… Rarement et surtout en cas de stress intense ces patients connaissent des décompensations de type psychotique. Ces décompensations sont courtes et de bon pronostic. Globalement, l'avenir de ces personnes est plus tributaire des autres problématiques pour lesquelles elles sont traitées telles l'anxiété et la dépression.

5 ZDANOWICZ N., MEES L., JACQUES D., TORDEURS D., REYNAERT Ch., "Assessment and treatment of the risk of psychosis in adolescents", *Psychiatria Danubina*, 2014 ; 26 : 115-121.

Employer un diagnostic de personnalité comme moyen de dépistage précoce est problématique pour au moins deux raisons. D'une part, il est théoriquement « interdit » de faire un diagnostic de trouble de la personnalité chez les adolescents et d'autre part, l'évolution vers un trouble psychotique est loin d'être la règle. Les chercheurs se sont donc tournés vers la deuxième piste. Celle-ci est basée sur le dépistage des symptômes insidieux. Les symptômes insidieux sont les symptômes « négatifs » de la schizophrénie. Ces symptômes sont dits « négatifs » car ils ne représentent pas une caractéristique qui apparaît en plus du fonctionnement habituel d'un individu (comme un délire) mais représentent au contraire une perte par rapport au fonctionnement « normal ». Non seulement cette opération « de soustraction » est, par définition, moins voyante que l'opération d'addition mais en plus les symptômes négatifs sont peu tranchés par rapport aux comportements « normaux » des adolescents. Malgré ces difficultés, cette deuxième piste a, depuis l'ère des neuroleptiques atypiques, un franc succès. Elle a donné naissance à une nouvelle typologie, les « ultra high risk » (les ultra haut risque), pour laquelle il a été question de créer dans le DSM 5 un trouble du même nom.

Les « Ultra Haut Risque »

La première liste de symptômes utilisée pour identifier les patients à risque est celle des symptômes négatifs de la schizophrénie. Elle comporte quatorze symptômes :

1/ affects émoussés,

2/ alogie (manque de logique),

3/ avolition (manque de volonté),

4/ affects inappropriés,

5/ anhédonie (manque de plaisir),

6/ dysphorie (humeur discordante par rapport à la situation),

7/ troubles du sommeil,

8/ perte d'appétit,

9/ troubles psychomoteurs,

10/ troubles de la concentration,

11/ confusion et désorientation,

12/ troubles de la mémoire,

13/ faible conscience des troubles,

14/ dépersonnalisation - déréalisation.

Rapidement, on s'est aperçu, qu'en dehors des trois premiers symptômes, aucun de ceux-ci n'était ni assez spécifiques, ni assez sensibles, surtout à l'adolescence, pour identifier les sujets à haut risque. Cette liste a alors été restructurée et ramenée à sept symptômes (de 1 à 7) auquel deux symptômes positifs ont été ajoutés (le 8 et 9) :

1. isolément social ou repli sur soi net,
2. handicap net du fonctionnement,
3. comportement nettement bizarre,
4. manque d'hygiène et de soin apporté à sa personne,
5. affect émoussé ou inapproprié,
6. manque d'initiative d'énergie ou de volonté,
7. discours digressif,
8. croyance bizarre ou pensée magique,
9. expérience perceptive inhabituelle.

Malheureusement, les études de validation de cette liste n'ont pas non plus abouti parce que certains de ces symptômes peuvent être dus à des effets secondaires des neuroleptiques ou à une composante dépressive. Les chercheurs ont alors augmenté la proportion de symptômes positifs. Deux échelles comprenant un mélange de symptômes positifs atténués et de symptômes négatifs sont employées : la SOPS (Scale of Prodromal Symptoms) et la PACE (Personal Assessment and Crisis Evaluation). La SOPS, par exemple, est une échelle qui comprend quatre axes de symptômes : cinq items positifs, six items négatifs, quatre items désorganisés et quatre items mesurant des symptômes généraux. Globalement, on considère que ces échelles prédisent un risque de 30-

35 % pour les UHR de développer un trouble psychotique dans les une à deux années qui suivent leur identification. Ces échelles ont donc toujours une spécificité limitée. Afin d'essayer de l'augmenter encore, on y a ajouté d'autres algorithmes de prédiction comme des symptômes considérés comme plus "basiques" tels que ceux issus de la « Basic Symptoms Criteria » ou encore avec des images radiographiques issues de la résonnance magnétique (IRM). Tous ces essais, s'ils ont apporté une augmentation de la sensibilité, ont aussi amené une confusion certaine, aggravée par une compétition entre échelles ((APS (Attenuated Psychotic Symptoms), BLIPS (Brief Limited Intermittent Psychosis Symptoms) issue d'une sous-classification ARMS (At Risk Mental State)) pour savoir laquelle est la plus précoce. Finalement ces cinq dernières années, ces résultats ont également été malmenés par la découverte que les sujets UHR pouvaient bien plus fréquemment que de la psychose, présenter une série impressionnante de troubles mentaux tels que de la dépression, de l'anxiété…

Donner des neuroleptiques ?

De l'histoire de toutes ces études, il est intéressant de retenir que les chercheurs se sont, au départ, intéressés à l'identification des schizophrénies à symptomatologie négative insidieuse. Au fur et à mesure des recherches, et surtout de leurs échecs, les symptômes positifs sont devenus de plus en plus présents dans les critères diagnostiques des UHR. Les études pharmacologiques sur l'efficacité d'une prévention ne portent d'ailleurs que sur les UHR et on peut donc se poser la question de l'attitude thérapeutique à adopter pour un jeune qui n'aurait que des « pré-symptômes négatifs ». La spécificité et la sensibilité des symptômes négatifs seuls sont faibles, soit parce qu'il est difficile de trouver un adolescent qui ne présente pas deux ou trois de ces symptômes simultanément pour une période plus ou moins longue, soit parce que ces symptômes sont proches des troubles dépressifs.

Pour les UHR, la question de la prescription n'est pas beaucoup plus aisée. Si on sait que 40 % d'entre eux vont présenter une psychose, cela justifie-t-il de mettre 100 % des jeunes sous neuroleptiques ? L'accessibilité aux soins est sûrement un des éléments de réponse à cette question. Si aucun suivi rapproché n'est possible, prescrire revient à dire qu'une fois sur deux, on va donner une médication à quelqu'un qui n'en a pas besoin et qu'inversement, si on ne prescrit pas, on lui fait courir un risque sérieux… Si un suivi rapproché est possible, les psychiatres psychodynamiciens pensent qu'il vaut mieux ne pas prescrire car des données plus anciennes montrent que même, en présence de symptômes francs, un recul d'au moins cinq années est nécessaire à l'adolescence pour confirmer le diagnostic de schizophrénie.

Conclusion – Mythes, ventes et réalités

En ce qui concerne le premier argument, on peut dire que oui : il faut que les psychiatres soient conscients de la gravité de la maladie et de la nécessité de prescrire des antipsychotiques mais au moins 40 % des patients ne se chronifiront pas. Donc, contrairement au deuxième argument, on ne peut pas affirmer que l'évolution tend fatalement vers un état chronique. Les formes d'injection dépôt doivent être réservées à certaines situations, comme la non-adhérence aux traitements. Pour le troisième argument, il est certain que la schizophrénie présente un pic de prévalence vers l'âge de dix-huit ans, ce qui implique que les adolescents et les jeunes adultes doivent être particulièrement surveillés. Mais, à l'inverse du quatrième argument, cette maladie n'a pas forcément un pronostic sombre et notre capacité à faire des pré-diagnostics est encore limitée. En dépistant les individus à risque et en les traitant précocement avec des antipsychotiques, on peut empêcher l'apparition de la schizophrénie mais on donnera aussi des médicaments stigmatisants à un jeune sur deux qui n'en a pas besoin.

Conclusion – Peut mieux faire ?

Au terme de cet ouvrage, nous pensons avoir assez justement mis en évidence les divergences qui peuvent exister dans la pratique psychiatrique contemporaine moins unifiée qu'il n'y paraît sous la bannière du DSM.

Contrairement à ce que certains de ces praticiens prétendent, la psychiatrie est loin d'être une science aussi exacte et uniforme que le reste de la médecine et ce, du fait même de son objet de soin, le sujet humain, individu social et parlant.

L'attitude de l'évidence médicale de base (EBM) qui veut que, face à une donnée clinique déterminée, il existe une bonne réponse thérapeutique statistiquement documentée est régulièrement mise à mal en psychiatrie. Un même patient vu par deux psychiatres de sensibilité différente, s'il reçoit le même diagnostic, peut ne pas avoir ni le même pronostic, ni le même traitement, en fonction de son évaluation structurelle de personnalité. Nous avons essayé de montrer qu'au-delà des guerres corporatistes qui agitent régulièrement le petit monde des « psys », dans l'indifférence générale de la société, un véritable débat, une confrontation positive entre les différents savoirs psychiatriques pourrait être grandement profitable à une discipline en mutation permanente et ce, au grand bénéfice des patients.

Il convient de réconcilier une psychiatrie d'orientation psychanalytique qui s'est tellement isolée dans ses propres concepts qu'elle a perdus des collègues et une psychiatrie biologique dont l'arrogance est à la mesure de la multiplication des patients à l'infini. Cette réconciliation passe nécessairement par un débat respectueux entre les tenants de ces deux approches cliniques car, au-delà de ces divergences de surface, l'enjeu n'est ni plus ni moins que la façon de penser l'humain à travers les différentes façons de concevoir les liens qui unissent le corps et l'esprit.

Trois grands modèles existent pour expliquer comment la pensée, la psyché, est produite par le cerveau[6]. Ces modèles supposent des niveaux de liberté de la pensée par rapport au substrat biologique (le cerveau) très différents. Cette liberté est ce qui fonde non seulement les pondérations entre l'acquis et l'inné mais aussi les capacités de modification, d'adaptation et donc d'auto-guérison de la psyché. Elle est un enjeu essentiel pour imaginer la fonction d'une psychothérapie ou la durée nécessaire pour un traitement pharmacologique.

Le premier modèle qui est à la base de DSM III est l'héritier direct de Descartes avec son « Je pense donc je suis ». Si, à l'époque, cette phrase permettait notamment de distinguer l'homme de l'animal, aujourd'hui elle est plutôt la base d'une réconciliation de l'animalité, de la biologie, avec la pensée. Cette phrase correspond à l'unification, à l'établissement d'une homologie stricte entre biologie et pensée. La biologie est le cerveau et donc la pensée. Dans cette conception, la pensée n'est qu'un effet collatéral du langage neuronal. L'Homme est l'homme neuronal de Jean-Pierre Changeux[7]. Nos neurones sont notre personne et notre pensée. Quoi que nous vivions, pensions, rien ne viendra changer la machine à penser. Dans ce cas de figure, les maladies mentales sont avant tout des maladies biologiques touchant la structure immobilière même de la boîte à penser. Les accidents interactifs mobiliers d'origine psychologique, sociologique ou environnementale ne sont que des événements passagers sans aucune conséquence sur la structure immobilière. La psychiatrie est la petite sœur de la neurologie. Ce type de modèle sous-tend des recherches réalisées en imagerie cérébrale fonctionnelle[8] ou en génétique grâce

---

6 FEYS Jean-Louis, *Quel système pour quelle psychiatrie ?*, Paris, PUF, 2014.

7 CHANGEUX Jean-Pierre, *L'homme neuronal*, Paris, Fayard, 1983.

8 CLÉMENT E., GUILLAUME F., TIBERGHIEN G., VIVICORSI B., « Le cerveau ne pense pas tout seul », *Le Monde diplomatique*, 2014 ; 9 : 27.

auxquelles les chercheurs prétendent pouvoir déceler les futurs pauvres, délinquants, mauvais étudiants, déprimés…

Dans un second modèle plus interactif, des chercheurs comme Antonio Damasio[9], Eric R. Kandel (déjà cité), François Ansermet et Pierre Magistretti[10] conçoivent une certaine souplesse à l'organisation structurale. Dans ce modèle, des expériences psychologiques peuvent avoir des conséquences sur l'organisation immobilière biologique. Il y a une plasticité de la biologie, que celle-ci se fasse par des réaménagements des circuits neuronaux ou par une modification de l'information génétique. Comme ces auteurs pensent que le mobilier peut changer l'immobilier, ils estiment aussi qu'il est possible de guérir certains troubles psychiatriques. Toutefois ils ne considèrent pas qu'on puisse guérir des affections psychiatriques graves comme, par exemple, la schizophrénie. Pour eux le pouvoir du psychologique est inférieur à celui du biologique. C'est à l'influence de ce courant qu'on doit l'abandon de l'axe II du DSM qui contenait les troubles de la personnalité. Les troubles de la personnalité ne sont plus des caractéristiques secondaires de peu d'influence sur les « vrais » désordres de l'axe I mais bien une condition importante qui peut modifier tant leur présentation que leur pronostic.

Le troisième modèle est celui qui autorise le plus d'interactions structurantes de l'extérieur sur la structure biologique interne. Dans ce modèle proposé entre autres par le philosophe Emmanuel Kant[11] et le psychiatre Jacques Schotte[12], les rapports entre extérieur et intérieur ne sont plus des rapports de contingence mais d'indissociabilité. Dans cette conception intuitionniste de la clinique psychiatrique, la construction de la réalité de l'individu est dépendante du substrat biologique qui la construit mais ce substrat biologique est directement

9 DAMASIO Antonio R., *L'autre moi-même – Les nouvelles cartes du cerveau, de la conscience et des émotions*, Paris, Odile Jacob, 2010.

10 ANSERMET F., MAGISTRETTI P., *À chacun son cerveau, Plasticité neronale et conscience*, Paris, Odile Jacob, 2004.

11 KANT Emmanuel, *Critique de la faculté de juger*, Paris, J. Vrin, 1993.

12 FEYS Jean-Louis, *L'anthropologie de Jacques Schotte*, Paris, Hermann, 2009.

dépendant de la réalité vécue. Il y a sans cesse co-construction entre mobilier et immobilier. Ce que je vis modifie mon cerveau et mon cerveau modifie ce que je vis. Dans ce modèle, tous les espoirs sont permis même si ces espoirs ne sont pas égaux, notamment en fonction de la durée du trouble mental, de son caractère réactionnel ou structurel dans la construction de l'identité. Ce modèle est celui qui permet le plus une réconciliation des courants psychodynamique et biologique. Si Daniel Wildöcher[13] exclut l'idée qu'il existe un parallélisme strict entre événement psychologique et biologique, il doit néanmoins exister des moments ponts où la logique biologique est en étroite résonance avec celle de la psychologie[14]. Ces moments sont cruciaux tant dans la constitution des dysfonctionnements biologiques des troubles mentaux qu'inversement, comme moment permettant à une personne de se rétablir. C'est vraisemblablement pour cela qu'une Evidence Base Medecine où les traitements qui fonctionnent ne sont certifiés que par des techniques en double aveugle est bien moins efficace en psychiatrie que dans le reste des maladies somatiques. En psychiatrie, les interactions relationnelles entre le(s) soignant(s) et le soigné fondent une « Value Base Medecine », soit médecine basée sur les valeurs plus proches et respectueuses des valeurs du patient, de l'entourage et des équipes soignantes, d'un poids conséquent face à la normativité médico-biologique de l'EBM. Ce poids appelle à une nouvelle alliance et représente un nouveau défi pour ce XXIe siècle.

---

13 WILDOCHER Daniel, « Le parallélisme impossible », in FEDIDA P. (éd.), *Nouvelles sémiologies en psychopathologie*, Paris, PUF, 1986.

14 ZDANOWICZ Nicolas, VAN MEERBEECK Philippe, « L'épilepsie un retour à la psychiatrie ? », *L'Information Psychiatrique*, 1993 ; 69 : 259-265.

Table des matières

www.ingramcontent.com/pod-product-compliance
Lightning Source LLC
La Vergne TN
LVHW051058051026
849532LV00004BB/1396